カルテがないC型肝炎患者の闘い

薬害C型肝炎訴訟の記録

カルテがないC型肝炎東京弁護団 編著

緑風出版

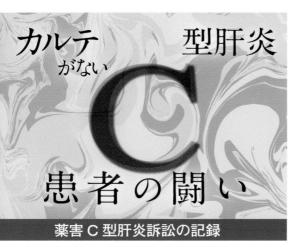

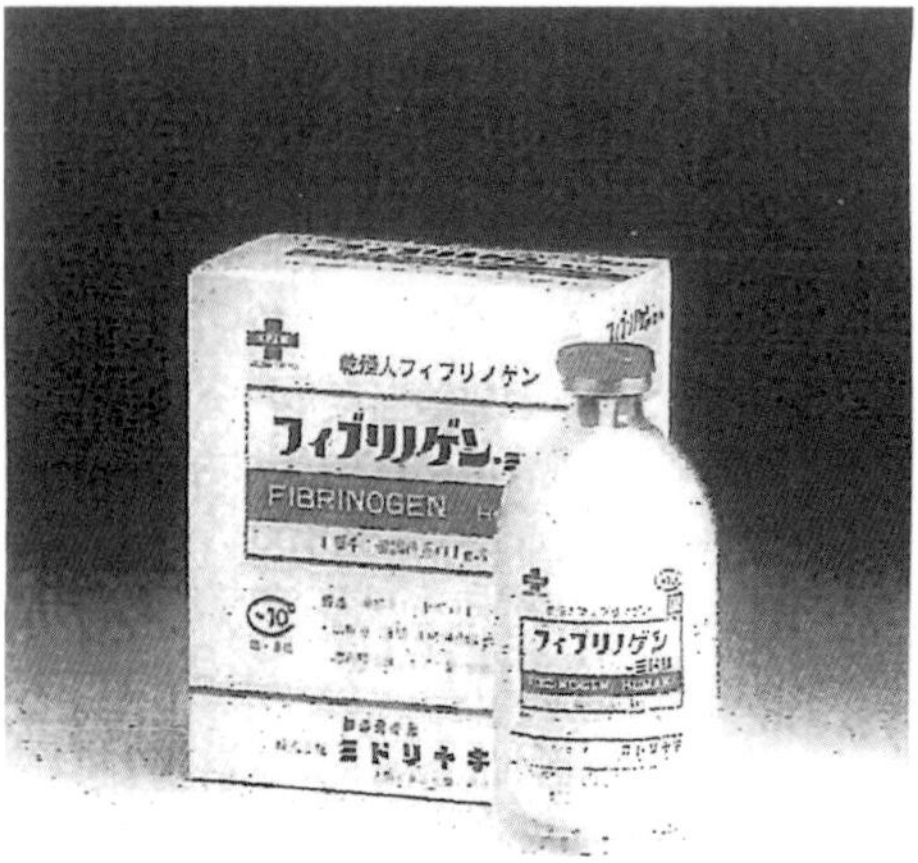

フィブリノゲン－ミドリの写真
（被告国提出書面より）

フィブリノゲン製剤の製造量の推移

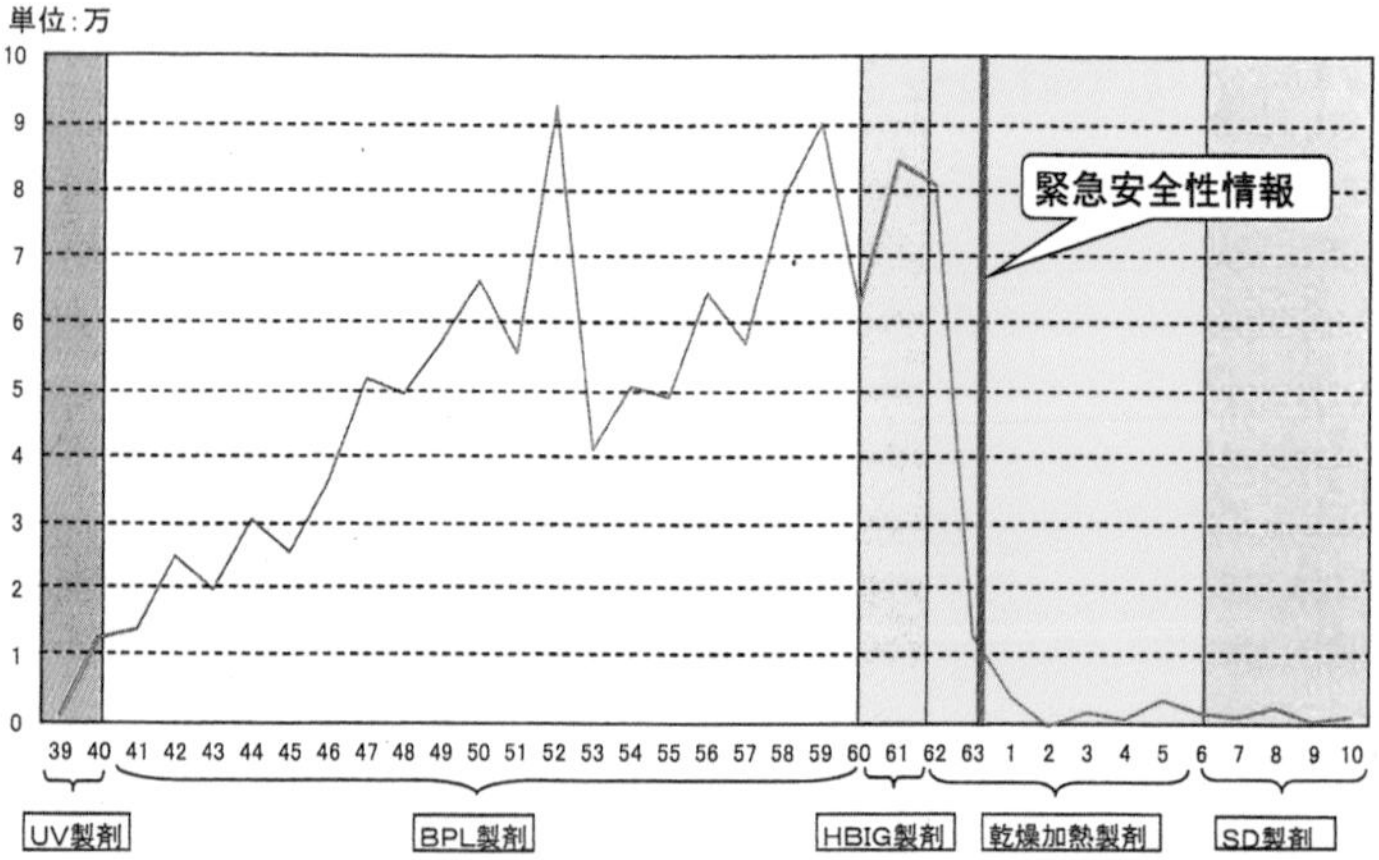

製造本数のグラフ。被告国が裁判に提出した統一準備書面の116ページより。

C型肝炎救済特別措置法について

■C型肝炎救済特別措置法とは

○　C型肝炎訴訟は、５つの地方裁判所で、製薬企業や国が責任を負うべき期間や製剤の種類等の判断が分かれたことから、感染被害者の製剤投与の時期を問わない早期・一律救済の要請にこたえるべく、議員立法により施行（平成２０年１月１６日）。

○　特定の血液製剤（特定フィブリノゲン製剤、特定血液凝固第Ⅸ因子製剤）の投与を受けたことによって、C型肝炎ウイルスに感染された方又は相続人に対し、症状に応じて給付金を支給。**給付金の支給後２０年以内に症状が進行した場合**（※）、差額を追加給付金として支給。

【給付内容】肝がん・肝硬変、死亡：4,000万円　慢性肝炎：2,000万円　無症候性キャリア：1,200万円

○　給付を受けようとする者は、国を相手方とする訴訟を提起し、給付対象者であることを裁判手続の中で確認。確認されたら証明資料（判決、和解等）と併せて、独立行政法人医薬品医療機器総合機構（ＰＭＤＡ）に請求を行う。

請求又はその前提となる訴えの提起等は、**2023年(R5年)1月15日(法施行後15年)まで（→日曜日のため1月16日まで）**（※）に行わなければならない。

※　平成24年法改正（H24.9.14施行）：①給付金の請求期限の延長（法施行後5年→10年）
②追加給付金の支給対象者の見直し（給付金の支給後10年以内に症状が進行→**20年以内**）
平成29年法改正（H29.12.15施行）：給付金の請求期限の延長（法施行後10年→**15年**）

＝　**仕組み**　＝

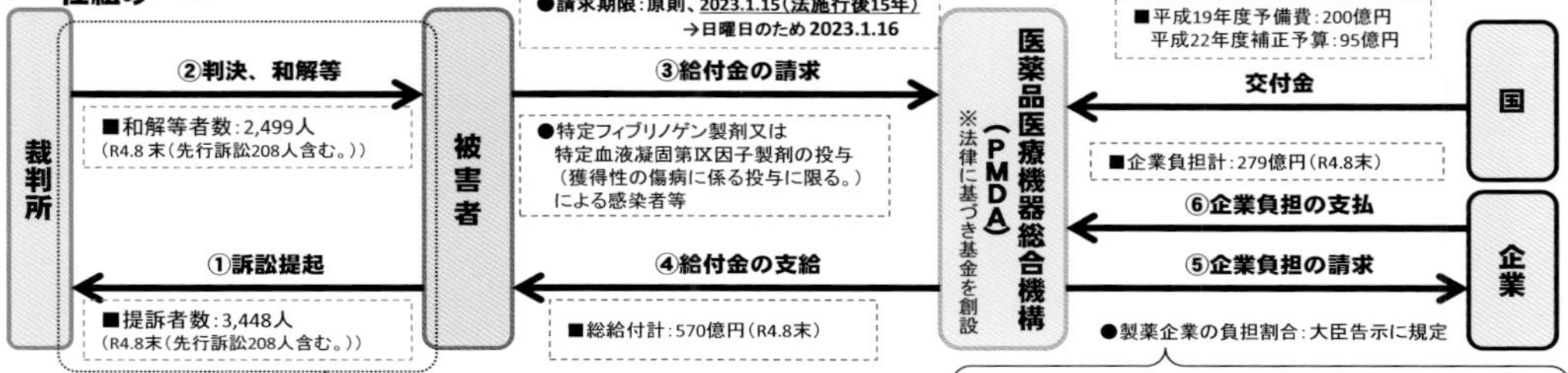

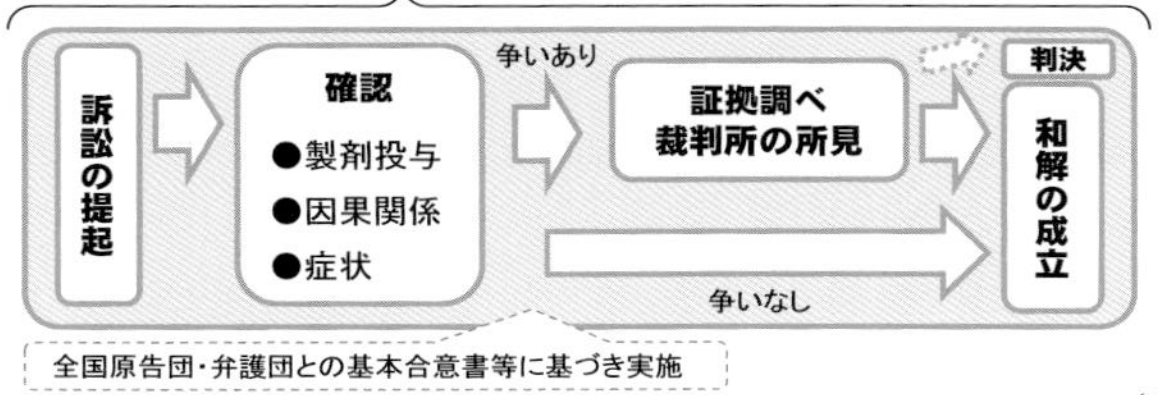

製薬企業	製剤名	投与時期 割合
田辺三菱製薬	**特定フィブリノゲン製剤** （フィブリノーゲン-BBank、フィブリノーゲン-ミドリ、フィブリノゲン-ミドリ、フィブリノゲンHT-ミドリ）	S60.8.21～S62.4.21 10/10
		S62.4.22～S63.6.23 2/3
	特定血液凝固第Ⅸ因子製剤 （コーナイン、クリスマシン、クリスマシン-HT）	S59.1.1～ 10/10
日本製薬	**特定血液凝固第Ⅸ因子製剤** （PPSB-ニチヤク）	S59.1.1～ 10/10

（厚生労働省作成Ｃ型肝炎特別措置法の解説）

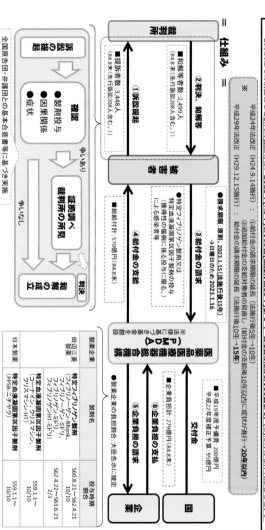

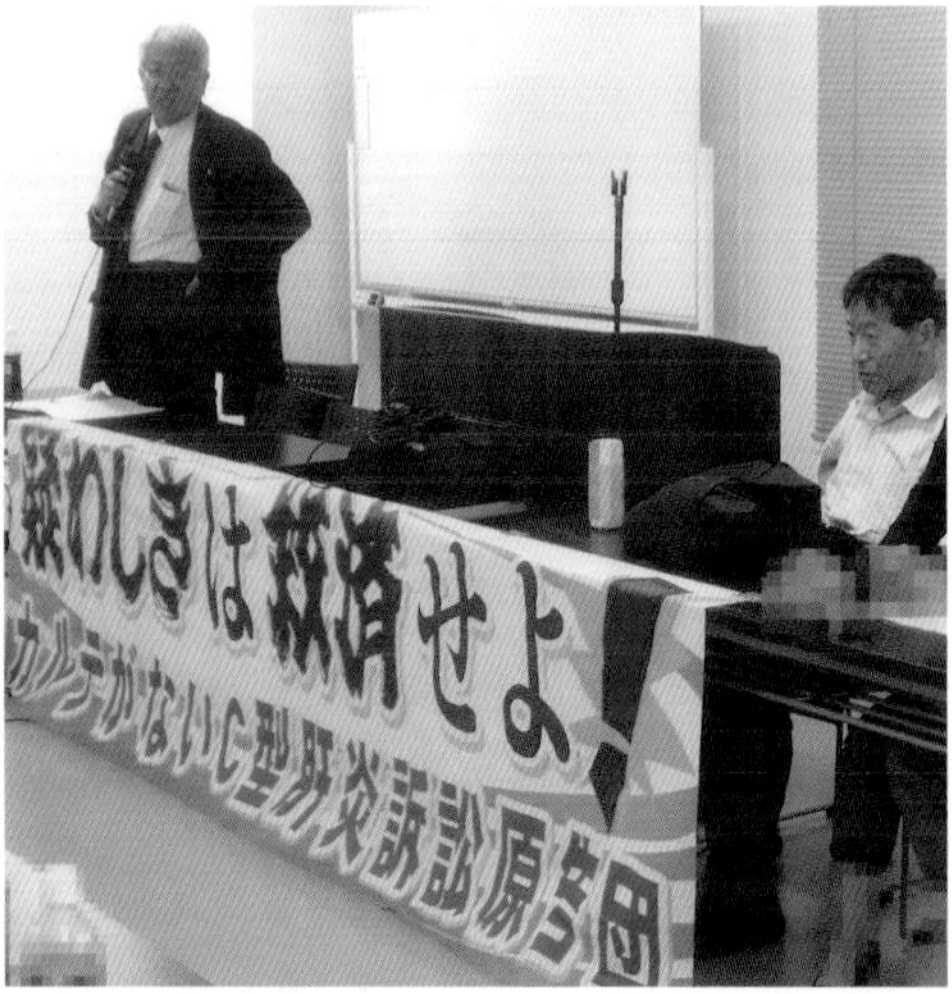
疑わしきは救済せよ！
カルテがないC型肝炎訴訟原告団

2014年（平成26年）7月8日、原告本人尋問実施後の報告集会にて（加藤弁護士＝左、清水弁護士）

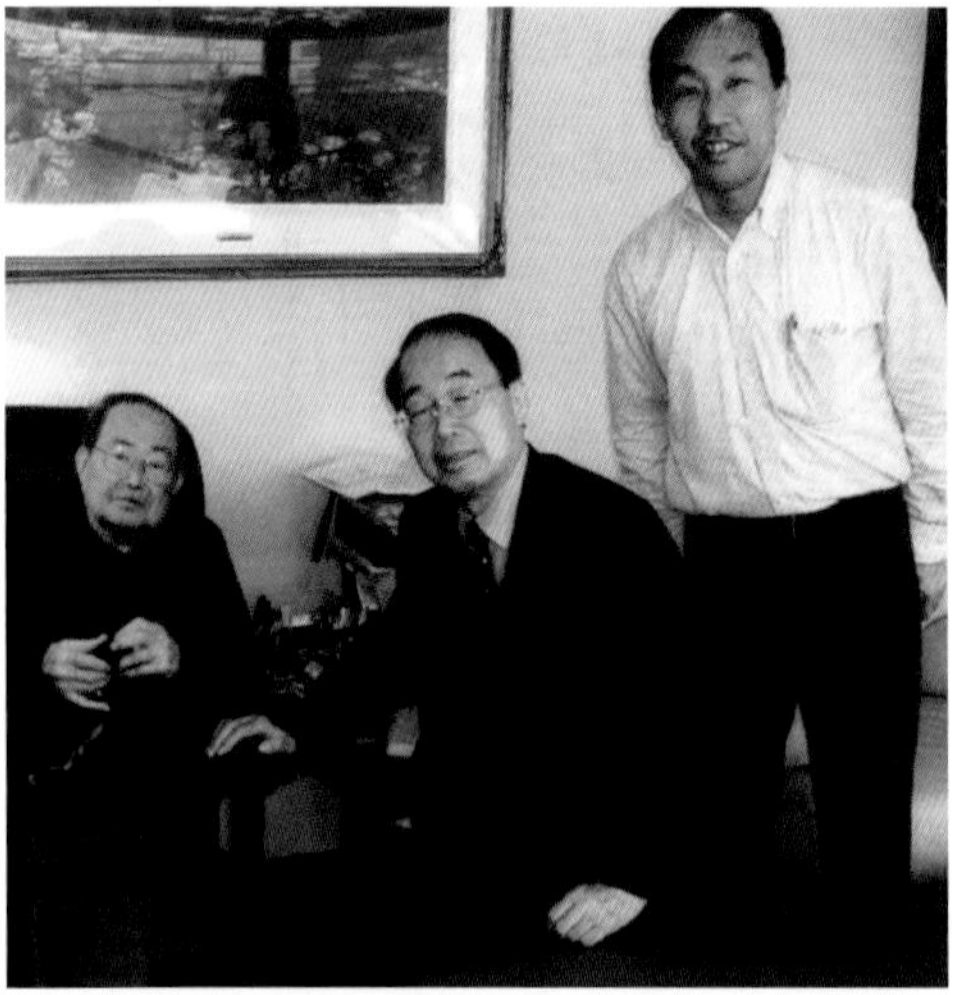

2015年（平成27年）2月18日、札幌市の先輩医師（159頁参照）のご自宅にて。病床をおしてご証言頂いた後に、証言された医師（左）と山口（中央）、只野両弁護士が記念に撮影。

絶望と憤りの果ての感激
——巻頭言にかえて——

弁護士　山口　広

「三十年も前の手術のことを聞かれても話すことはない。帰ってくれ」

「そこを何とか。先生の手術のおかげで、命は救われましたが、フィブリノゲン製剤のせいで長くC型肝炎に苦しんできた○○さんのためにお願いします」

そんな対話をカルテがないC型肝炎弁護団の弁護士は担当医師とお会いして何度もしてきました。そんな対話のあとの患者ご本人やご遺族の落胆・絶望の表情が今も思い出されます。

どうしてこんな中途半端なC型肝炎救済特別措置法になったんだと、当時の立法に大変な思いをしたであろう方々の苦労を偲びつつも、憤りを禁じ得ないこともありました。

それでも本当に優しい医師が病気にもかかわらずご証言いただき、「本当にこんな証言で××さん助かるの」と聞かれて何度か感激の涙を流しました。

本書は全国七弁護団の患者と家族そして弁護士たちが、C型肝炎特措法の問題点、限界を克服するべく取り組んできた十年余の苦闘の実態を報告し、何としても現行特措法は単なる延長ではなく適正な法改正がなされるべきであることを、多くの方々、特に国会議員の先生や厚生労働省の担当者にご理解いただくために刊行しました。

人類のウィルスとのたたかいは新型コロナウィルスに始まったことではありません。日本はまだC型肝炎ウィルスとのたたかいを克服できていないのです。本書がその克服の契機になることを切に希望いたします。

東京弁護団　団長　山口　広

＊なお、この本は東京弁護団が発起人となってこの十年余率直に情報交換し、励まし合ってきた六弁護団に呼びかけて執筆いただきました。第3章、第4章の人選や仮名の選択、第5章の内容は全て各弁護団の責任で執筆されました。第2章は広島原告の代表と東京の依頼者三人に執筆をお願いしました。

目次

第４章　なんとか苦労して救済された（和解できた）事例 ……141

第1章 薬害C型肝炎とは何か

萱野　一樹（東京弁護団　弁護士）

▼はじめに

二〇二二年（令和四年）七月一九日午後一時一〇分。東京地方裁判所四一一号法廷。

「原告らの請求をいずれも棄却する」

二〇一〇年（平成二二年）一一月二九日に第一陣一〇三名が提訴して以来、足かけ一二年に及ぶカルテがないC型肝炎訴訟東京訴訟の一審が終了した瞬間でした。この日請求棄却の敗訴判決を受けたのは東京訴訟原告二三七名のうち五六名。東京訴訟では第一陣から第五陣まで二七〇人の原告が提訴しました。C型肝炎の患者は二三七名ですが、既に死亡された患者の複数人の相続人が原告になる場合があり、原告数は二七〇名になります。足かけ一二年に及ぶ訴訟の中で、被告国がフィブリノゲン製剤の投与の事実を認めて和解に応じた患者はわずかに三二名（原告数にして三四名）、途中で訴訟を諦めたもしくは敗訴判決を回避するために訴訟を取り下げた患者が一四八名（原告数にして一六〇名）、今回敗訴判決を受けた患者が五六名（原告数にして七三名）でした。被告国がフィブリノゲン製剤の投与の事実を認めて和解に応じて、C型肝炎特別措置法によって救済された患者はわずか一三・五％に過ぎませんでした。

カルテがないC型肝炎訴訟は、二〇一〇年（平成二二年）一一月の東京地裁の第一陣の提訴を皮切りに、札幌、大阪、静岡、名古屋、広島、熊本、鹿児島の全国八カ所の地裁に相次いで提訴され、全国の原告の総数は七六六名に達しました。そのうち被告国がフィブリノゲン製剤の投与の事実を認めて和解に応じて、C型肝炎特別措置法によって救済されたのは八〇人でわずか一〇・四％足らずに過ぎませんでした。

カルテがないC型肝炎訴訟と名付けたC型肝炎薬害集団訴訟は、二〇〇八年（平成二〇年）一月一一日に制定された「特定フィブリノゲン製剤及び特定血液凝固第Ⅸ因子製剤によるC型肝炎感染被害者を救済するための給付金の支給に関する特別措置法」（以下「特別措置法」と略します）に基づいて国に給付金の支払いを求める訴訟です。

特別措置法は、その第四条で「給付金の支給を請求するには、当該請求をする者又はその被相続人が特定C型肝炎ウイルス感染者であること及びその者が第六条第一号、第二号又は第三号に該当する者であることを証する確定判決又は和解、調停その他確定判決と同一の効力を有するものの正本又は謄本を提出しなければならない」と定めています。

そして第六条は「給付金の額は、次の各号に掲げる特定C型肝炎ウイルス感染者の区分に応じ、当該各号に定める額とする。

一　慢性C型肝炎が進行して、肝硬変若しくは肝がんに罹患し、又は死亡した者四〇〇〇万円

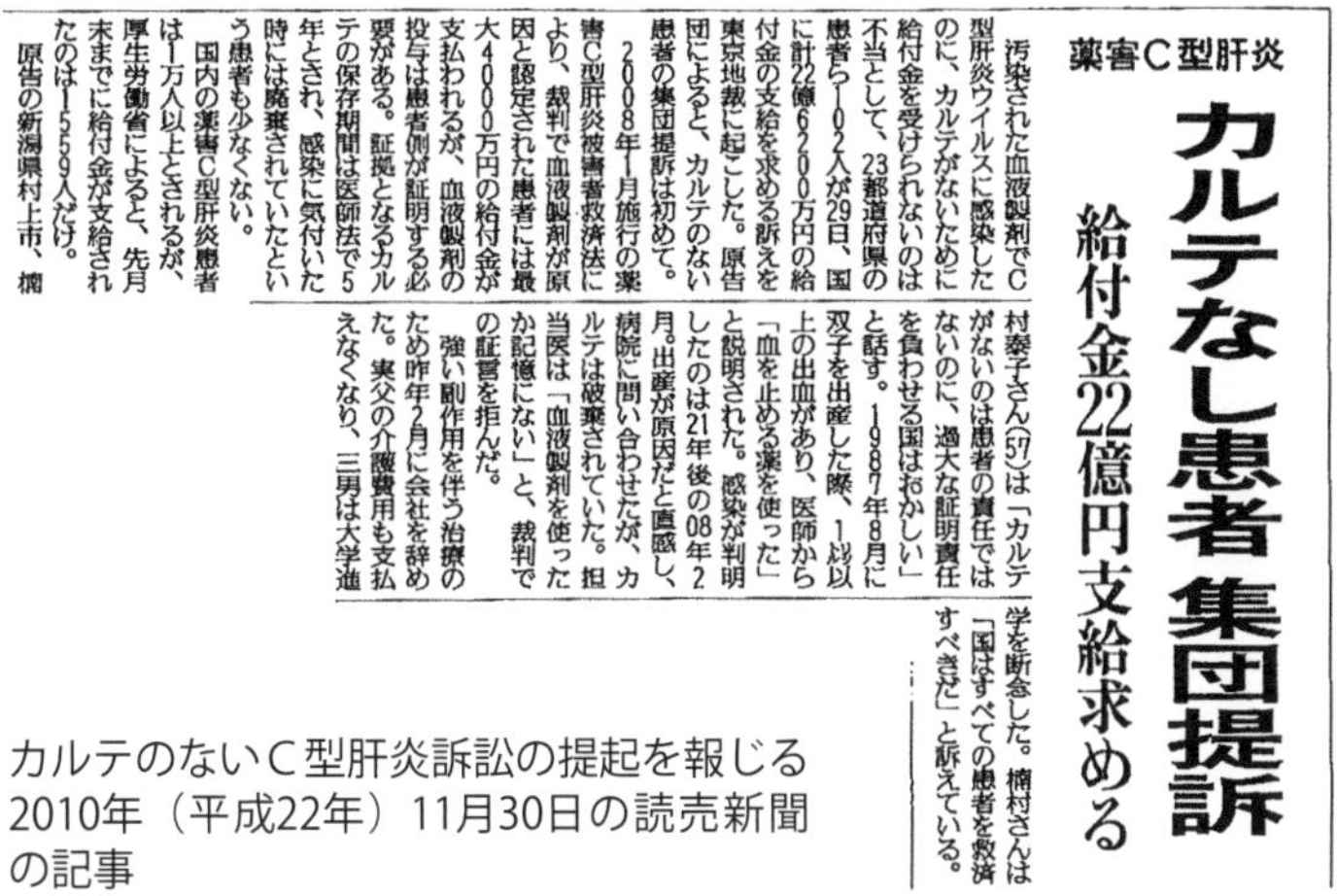
薬害C型肝炎

カルテなし患者 集団提訴

給付金22億円支給求める

汚染された血液製剤でC型肝炎ウイルスに感染したのに、カルテがないために給付金を受けられないのは不当として、23都道府県の患者ら102人が29日、国に計22億6200万円の給付金の支給を求める訴えを東京地裁に起こした。原告団によると、カルテのない患者の集団提訴は初めて。

2008年1月施行の薬害C型肝炎被害者救済法により、裁判で血液製剤が原因と認定された患者には最大4000万円の給付金が支払われるが、血液製剤の投与は患者側が証明する必要がある。証拠となるカルテの保存期間は医師法で5年とされ、感染に気付いた時には廃棄されていたという患者も少なくない。

国内の薬害C型肝炎患者は1万人以上とされるが、厚生労働省によると、先月末までに給付金が支給されたのは1559人だけ。

原告の新潟県村上市、楠村泰子さん(57)は「カルテがないのは患者の責任ではないのに、過大な証明責任を負わせる国はおかしい」と話す。1987年8月に双子を出産した際、1㍑以上の出血があり、医師から「血を止める薬を使った」と説明された。感染が判明したのは21年後の08年2月。出産が原因だと直感し、病院に問い合わせたが、カルテは破棄されていた。担当医は「血液製剤を使ったか記憶にない」と、裁判での証言を拒んだ。

強い副作用を伴う治療のため昨年2月に会社を辞めた。実父の介護費用も支払えなくなり、三男は大学進学を断念した。楠村さんは「国はすべての患者を救済すべきだ」と訴えている。

カルテのないC型肝炎訴訟の提起を報じる2010年（平成22年）11月30日の読売新聞の記事

二　慢性C型肝炎に罹患した者　二〇〇〇万円

三　前二号に掲げる者以外の者　一二〇〇万円」と定めています。つまり、フィブリノゲン製剤がその患者に使われたかどうか、フィブリノゲン製剤の使用とC型肝炎発症との間に因果関係があるかどうか、症状が肝硬変、肝がん、慢性肝炎、無症候キャリアのいずれに該当するかの認定を裁判所に委ねて、判決や和解調書を取るように義務付けているのです。

しかし、訴訟を起こして判決などを貰うとなると民事訴訟法の原則が適用され、訴訟を起こした原告に重い立証責任が課せられます。原告らの出産時や手術時にフィブリノゲン製剤が使われたのは三〇年も四〇年も前のことです。病院のカルテの保存期間は法律上は五年間とされており、多くの病院で既に廃棄されてしまい、フィブリノゲン製剤が使われたことを証明する一番大事な証拠は存在しません。「カルテがないC型肝炎訴訟」と名付けた所以です。

カルテが存在しないとなると、国はそれに代わる当時の医師や看護師などの医療関係者の証言を求めます。ところ

平成二十年法律第二号

特定フィブリノゲン製剤及び特定血液凝固第IX因子製剤によるC型肝炎感染被害者を救済するための給付金の支給に関する特別措置法

フィブリノゲン製剤及び血液凝固第IX因子製剤にC型肝炎ウイルスが混入し、多くの方々が感染するという薬害事件が起き、感染被害者及びその遺族の方々は、長期にわたり、肉体的、精神的苦痛を強いられている。

政府は、感染被害者の方々に甚大な被害が生じ、その被害の拡大を防止し得なかったことについての責任を認め、感染被害者及びその遺族の方々に心からおわびすべきである。さらに、今回の事件の反省を踏まえ、命の尊さを再認識し、医薬品による健康被害の再発防止に最善かつ最大の努力をしなければならない。

もとより、医薬品を供給する企業には、製品の安全性の確保等について最善の努力を尽くす責任があり、本件においては、そのような企業の責任が問われるものである。

C型肝炎ウイルスの感染被害を受けた方々からフィブリノゲン製剤及び血液凝固第IX因子製剤の製造等を行った企業及び国に対し、損害賠償を求める訴訟が提起されたが、これまでの五つの地方裁判所の判決においては、企業及び国が責任を負うべき期間等について判断が分かれ、現行法制の下で法的責任の存否を争う訴訟による解決を図ろうとすれば、さらに長期間を要することが見込まれている。

一般に、血液製剤は適切に使用されれば人命を救うために不可欠の製剤であるが、フィブリノゲン製剤及び血液凝固第IX因子製剤によってC型肝炎ウイルスに感染した方々が、日々、症状の重篤化に対する不安を抱えながら生活を営んでいるという困難な状況に思いをいたすと、我らは、人道的観点から、早急に感染被害者の方々を投与の時期を問わず一律に救済しなければならないと考える。しかしながら、現行法制の下でこれらの製剤による感染被害者の方々の一律救済の要請にこたえるには、司法上も行政上も限界があることから、立法による解決を図ることとし、この法律を制定する。

が当時の医師は長い年月のうちに所在不明になっていたり、探し当てても高齢化して協力が得られなかったり、あるいは既に死亡していることも多く、その証言を得ることが大変困難な状況です。

カルテが破棄されて存在しないことや医療関係者が高齢化したり死亡していることは患者の責任ではありません。C型肝炎ウイルスの感染の原因となったフィブリノゲン製剤を長年にわたって野放しにした国と製薬会社の責任なのです。

特別措置法の前文では、「フィブリノゲン製剤及び血液凝固第Ⅸ因子製剤によってC型肝炎ウイルスに感染した方々が、日々、症状の重篤化に対する不安を抱えながら生活を営んでいるという困難な状況に思いをいたすと、我らは、人道的観点から、早急に感染被害者の方々を投与の時期を問わず一律に救済しなければならないと考える」と謳っていますが、その理念とは裏腹に患者に三〇年も四〇年も前の事実を立証するほとんど不可能に近い立証責任を負わせているのが特別措置法の仕組みなのです。

一二年もの歳月をかけて訴訟をたたかっても一割ほどの患者しか救済を受けられないのはなぜか？C型肝炎特別措置法の問題点を解き明かし、その改正の必要性を訴えるのが本書の主な狙いです。

▼第一節　フィブリノゲン製剤とは何か

1　フィブリノゲンとは

基本的事項を確認しておきましょう。特別措置法にある「フィブリノゲン製剤」の「フィブリノゲ

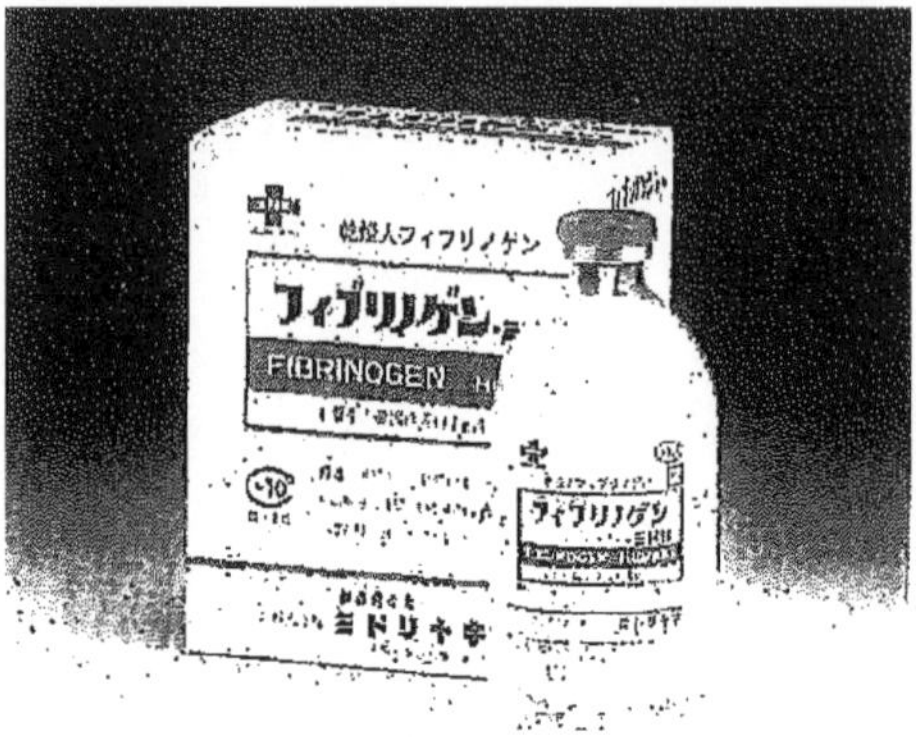

フィブリノゲン－ミドリの写真

ン」とは何でしょうか。フィブリノゲンは、出血した時に血を固めて止血するための血液凝固因子のことです。血液凝固因子には第Ⅰ因子から第ⅩⅢ因子（ただし第Ⅵ因子はないので全部で一二種類です）までありますが、フィブリノゲンはその第Ⅰ因子です。ケガや手術で出血した時には、まず血液中の血小板が傷口に集まって血栓を形成し傷口に蓋をして出血を止めます。ところが血小板の蓋ははがれやすいので、血液に含まれている何種類もの血液凝固因子が次々と凝固反応を起こし、最終段階でフィブリノゲンがフィブリンという線維素に変わり、フィブリン同士が網の目状に絡み合って血小板による血栓を塗り固めてより強固な蓋を形成して止血するわけです。

2　フィブリノゲン製剤

では、フィブリノゲン製剤とはどんな薬でしょうか。フィブリノゲン製剤は、血液から血液凝固第Ⅰ因子フィブリノゲンを分離して精製した血液製剤です。

一九六四年（昭和三九年）六月九日に、当時の株式会社日本ブラッド・バンク（同年八月二八日に株式会社ミドリ十字に社名を変更をしました）が「フィブリノーゲン－ＢＢａｎｋ」という名前で製造承認を得ました。同年一〇月二四日に「フィブリノーゲン－ミドリ」に、一九七六年（昭和五一年）四月三〇日に「フィブリノゲン－ミドリ」に、一九八七年（昭和六二年）四月三〇日に「フィブリノゲンHT－ミドリ」という名前に変えて製造承認を得ました。

フィブリノゲン製剤は白い粉末の薬剤です。それを蒸留水に溶かして静脈に点滴します。本来の使い方ではありませんが、フィブリノゲン製剤を溶かした液体を傷口に塗って接着剤のように使用するフィブリン糊という使い方もあります。

3　フィブリノゲン製剤の効能効果は？

フィブリノゲン製剤の効能効果は、低フィブリノゲン血症の治療として製造承認されていました。フィブリノゲン製剤に添付された効能書き（「添付文書」と呼ばれます）には、「フィブリノゲン欠乏症による胎盤早期剥離」「広範囲の外科的処置」「先天性又は後天性低フィブリノゲン血症」が挙げられています。

血液凝固第Ⅰ因子フィブリノゲンは主に肝臓で作られます。血漿（血液から赤血球や白血球、血小板などの血球成分を取り除いた液体のことです）の一デシリットル中に通常二〇〇～四〇〇ミリグラム含まれています。フィブリノゲンが減少して血漿一デシリットル当たり一〇〇ミリグラム以下になると出血が止まらなくなります。

低フィブリノゲン血症には、先天性のものと後天性のものがあります。後天性のものとしては、DIC（ディーアイシー、播種性《はしゅせい》血管内凝固症候群）が発生した場合や、産後の大出血や重傷外傷に起因して血漿中のフィブリノゲン濃度が低下する場合などがあります。

フィブリノゲン製剤が最もよく使用された産科で低フィブリノゲン血症を生じる主な疾患として、常位胎盤早期剥離、子宮内で死亡した胎児の残留、羊水塞栓などがあります。

では、DIC（播種性《はしゅせい》血管内凝固症候群）とは何でしょうか？　DICを発症するメカニズムは複雑ですが、ごく簡単に言えば先ほど挙げた常位胎盤早期剥離、死亡胎児の子宮内の残留、羊水塞栓症などの産科疾患、大手術による組織の損傷、広範囲の外傷ややけどなどの基礎疾患がある場合に、血液凝固因子であるフィブリノゲンが異常に消費されて全身の血管内に微少な血栓が形成され出血が止まらなくなる病態です。

DICを発症しているかどうかを診断するために、基礎疾患、臨床症状、血液中のフィブリノゲンの数値などに点数が付けられてその合計点数によって判断するというDICスコアが一九八〇年（昭和五五年）に作られました（厚生省DICスコアと呼ばれています）。また、一九八六年（昭和六一年）には特に産科に特化した産科DICスコアが作られました。

説明が長くなりましたが、低フィブリノゲン血症とその要因になるDIC、そしてDICの診断基準であるDICスコア、これらが裁判における国の主張の重要なキーワードになっています。のちほど詳しく説明します。

4　なぜC型肝炎ウィルスに感染するのですか

では、血液製剤であるフィブリノゲン製剤を使うとどうしてC型肝炎ウイルスに感染するのでしょうか。

フィブリノゲン製剤は、人間の血液から作る薬です。人間の血液は、血漿と呼ばれる液体成分と赤血球、白血球、血小板の血球成分で出来ています。血漿は九一％が水で残り九％ほどがアルブミン、グロブリン、フィブリノゲンをはじめとする血液凝固因子などのタンパク質です。

フィブリノゲン製剤は多数の人から集めた血液から血球を取り除いていったん凍結した血漿を低温で溶かしてプールしたあと（これを「プール血漿」と言います）、エタノールなどを加えてタンパク質を沈殿させて血液凝固第Ⅰ因子であるフィブリノゲンを分離、精製して製造します。

問題はプール血漿にあります。不特定多数の人間から集めた血液を混ぜてプールするわけですから誰かの血液がウイルスに汚染されていた場合、プールされた血漿全体がウイルスに汚染されてしまうわけです。一九八〇年代（昭和五〇年代後半から昭和六〇年代前半）に主に血友病の患者に使用された血液製剤の中にエイズウイルスが混入していて多数のエイズ患者を出してしまったことは記憶に新しいところです。エイズウイルスが混入していた血液製剤もプール血漿から作られたものでした。

かつて日本では日本赤十字社以外の製薬会社が献血血液を使用することができなかったために、ミドリ十字は全国各地に売血所を設けて血液を買い上げていました。さらに一九七八年（昭和五三年）にはミドリ十字が多額の投資をしてアメリカに多数の売血所を作り、ハイリスクの売血者から大量に血液を買い上げて日本に輸入してプール血漿を作り、薬害エイズや薬害Ｃ型肝炎の原因となった血液製剤を製造販売したのです。

ミドリ十字でもプール血漿から製造する血液製剤にウイルスが混入している危険性を認識しており、ウイルスを無害にする処理（不活化《ふかつか》といいます）をしていました。製剤に紫外線を照射したり、βプロピオラクトン（ウイルスを不活化する殺菌効果を持つ薬剤、ＢＰＬと略されます）を添加したり、加熱処理をしたりしていましたが、不活化として十分ではなかったのです。

▼第二節　薬害C型肝炎の実態

1　C型肝炎とはどんな病気でしょうか。

肝炎ウイルスには、A型、B型、C型、D型、E型の五種類があります。B型肝炎ウイルスは一九六五年（昭和四〇年）に、A型肝炎ウイルスは一九七三年（昭和四八年）に発見されました。C型肝炎ウイルスは当初非A非B型肝炎ウイルス（A型でもなくB型でもない正体不明の肝炎ウイルスという意味です）と呼ばれていましたが、一九八八年（昭和六三年）にC型肝炎ウイルスと命名されました。

C型肝炎ウイルスに感染すると多くの場合一五～一五〇日程度の潜伏期間ののちに急性肝炎を発症します。免疫反応が起こり急激な肝臓細胞の障害を伴う炎症を起こすわけです。急性肝炎を発症しても免疫反応によってウイルスが排除されて軽快する患者が約三割、ウイルスが肝臓に残って持続感染し慢性肝炎に移行する患者が約七割と言われています。慢性肝炎は二〇年から三〇年かけて肝硬変、そして肝がんに移行し、やがて死に至ります。日本では肝がんの主たる原因はC型肝炎ウイルスです。

2　フィブリノゲン製剤の製造量の推移

フィブリノゲン製剤は、一九六四年（昭和三九年）六月九日に製造承認を得ました。同年の製造量は

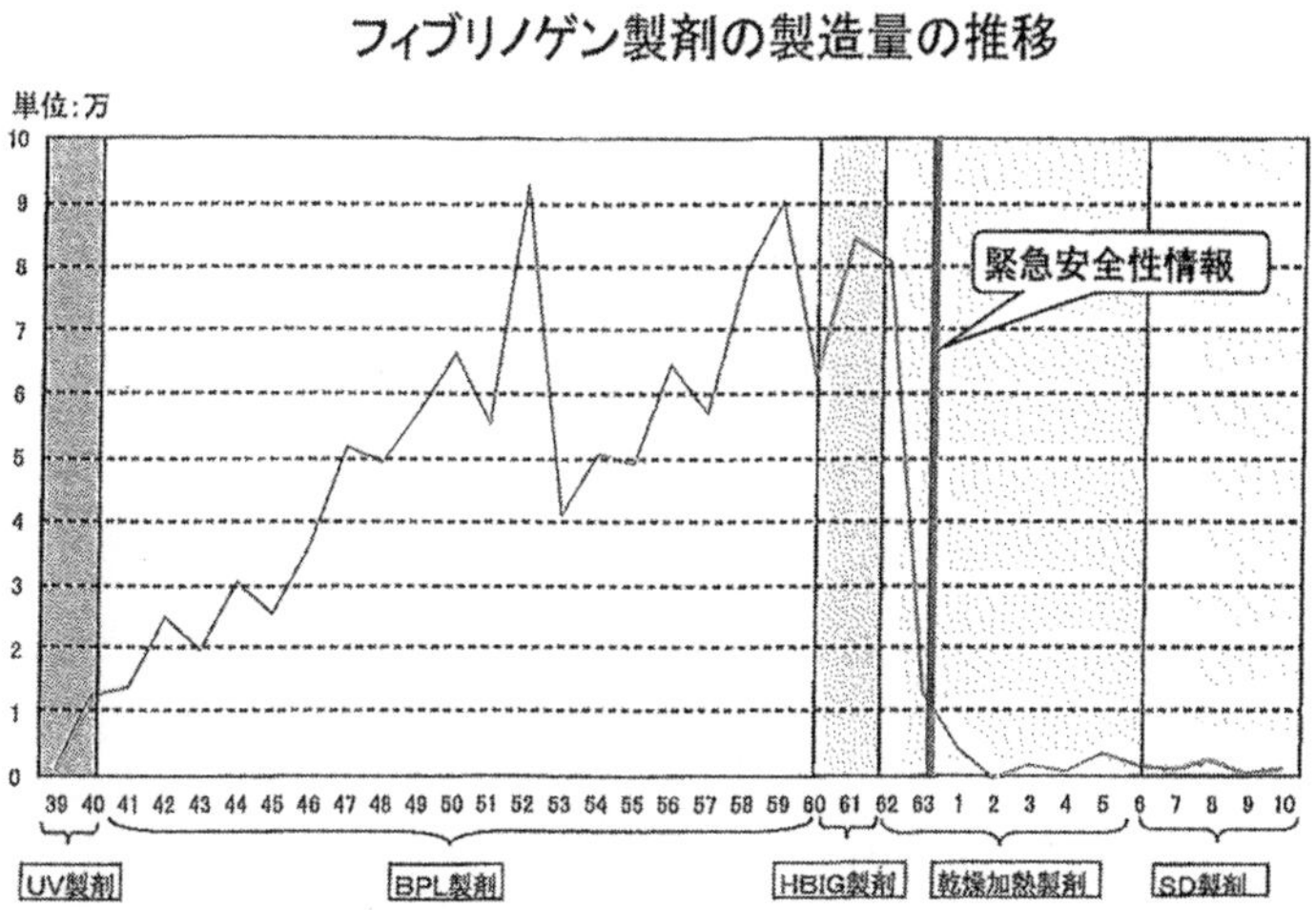

製造本数のグラフ。被告国が裁判に提出した統一準備書面の116ページに掲載されたグラフ（原本写真は口絵カラー頁に）。

一三二三本でした。年を追う毎に製造量は増え続けて一九七七年（昭和五二年）には九万二九〇一本でピークを迎えます。ところが、同じ年にアメリカ政府の食品医薬品局（ＦＤＡ）が肝炎発症のリスクがあるとしてフィブリノゲン製剤の承認を取り消したためその影響を受けて翌年の一九七八年（昭和五三年）には製造量はいったん四万一三三二本に半減します。ところが、日本ではその後また製造量が増加し一九八四年（昭和五九年）には九万〇二九九本に達しました。

3. Ｃ型肝炎の集団感染

一九八七年（昭和六二年）に青森県三沢市にある産婦人科医院でＣ型肝炎の集団感染が報告されました。その医院では出血の際に妊婦にフィブリノゲンーミドリを投与しており、八人の妊婦が連続してＣ型肝炎を発症したというのです。

これを契機に厚生省（当時）は、一九八八年（昭

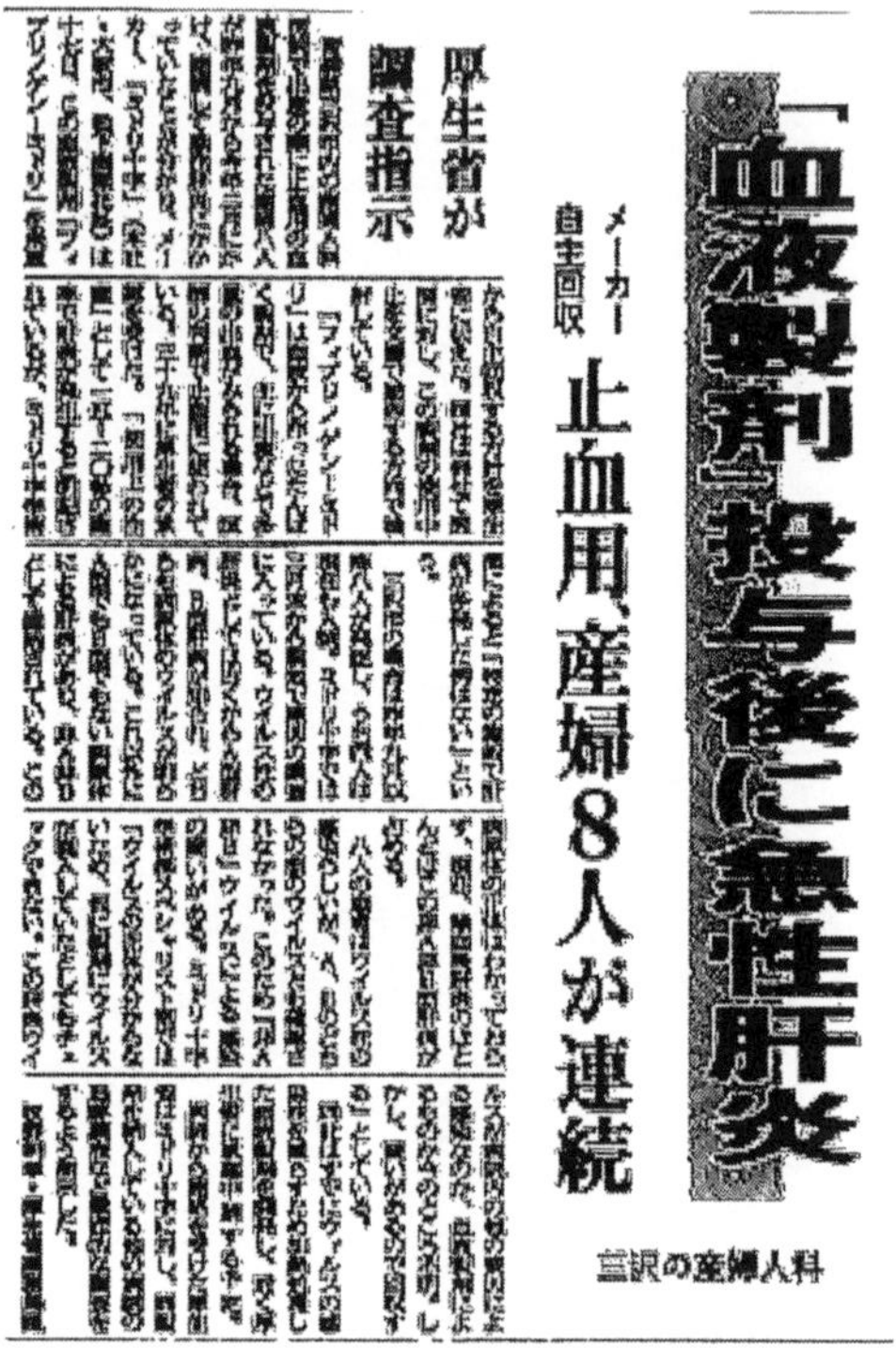
「血液製剤」投与後に急性肝炎
止血用、産婦8人が連続
メーカー自主回収
厚生省が調査指示

1987年（昭和62年）４月18日付け毎日新聞

和六三年）六月二日にミドリ十字に対して、フィブリノゲン製剤に関して緊急安全性情報配布を指示しました（次のページがそれです）。緊急安全性情報とは、厚生（労働）省が薬品の安全性に関する緊急かつ重要な情報について製薬会社に指示して医療機関等に配布するものでドクターレターとかイエローペーパーと呼ばれています。

緊急安全性情報が出されて以降、フィブリノゲン製剤の製造本数は激減し一九八九年（平成元年）は四五五四本、一九九四年（平成六年）には一九五九本に減りました。

厚生労働省は、二〇〇四年（平成一六年）一二月九日付けでフィブリノゲン製剤の納入医療機関名を公表しました。総数で六九三三件でした。それは、三菱ウェルファーマ社が保有する販売実績データに基づくもので一九八〇年（昭和五五年）から二〇〇一年（平成一三年）一二月までのデータしか残っておら

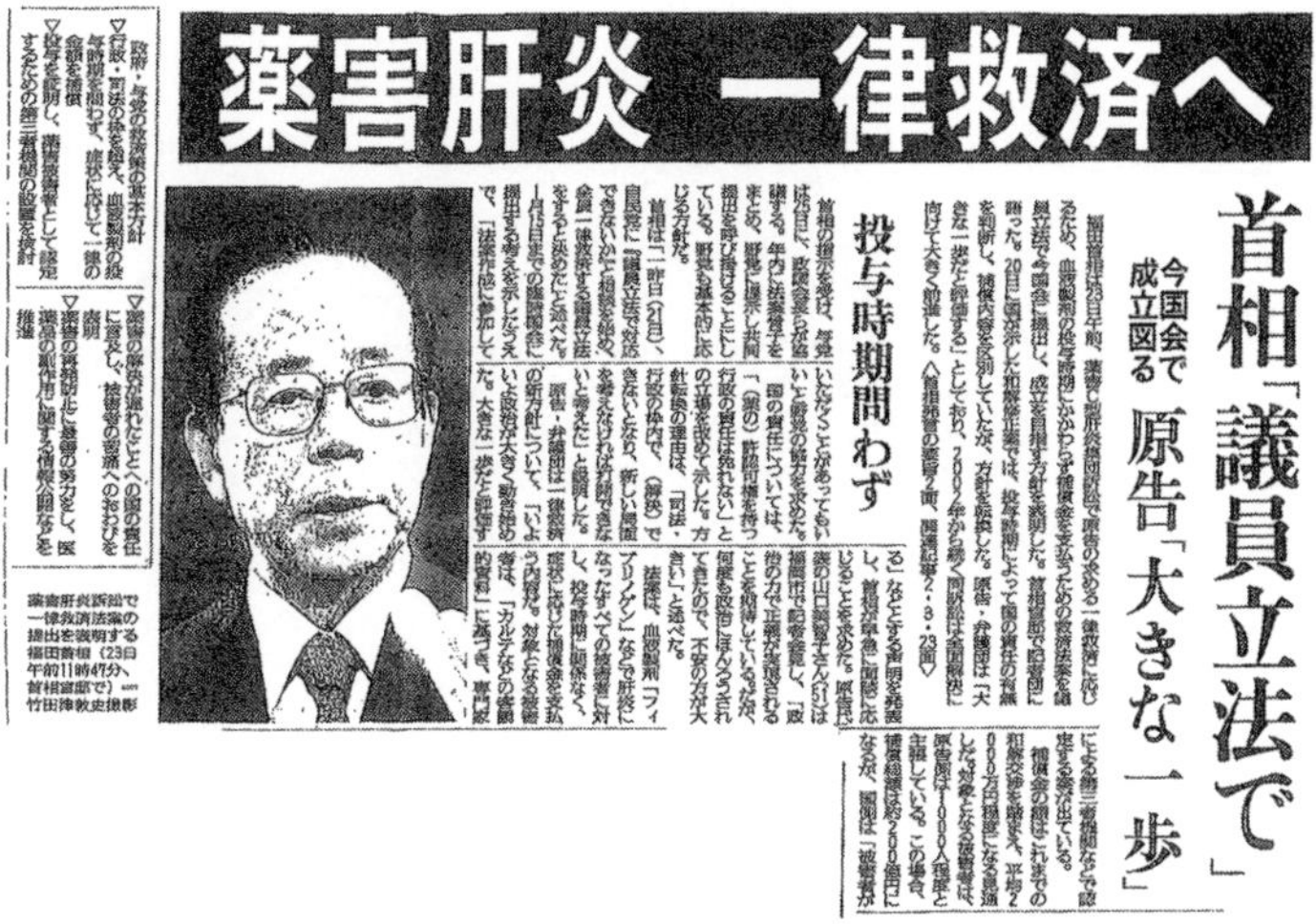
薬害肝炎 一律救済へ
首相「議員立法で」
今国会で成立図る
原告「大きな一歩」
投与時期問わず
薬害肝炎訴訟で一律救済法案の提出を表明する福田首相（23日午前11時47分、首相官邸で）竹田津敦史撮影

特措法について報じる2007年（平成19年）12月24日の読売新聞の記事。

ず、一九八〇年（昭和五五年）以前の納入状況は不明とされています。

4　C型肝炎特別措置法の成立

薬害肝炎をめぐっては二〇〇二年（平成一四年）から裁判がたたかわれています。フィブリノゲン製剤の投与によりC型肝炎ウイルスに感染したとして、国及び製薬会社に対して損害賠償を求めて仙台、東京、名古屋、大阪、福岡の全国五カ所の地方裁判所に訴訟が起こされました。私達のカルテがないC型肝炎訴訟より前に起こされた先駆的な訴訟です。二〇〇六年（平成一八年）六月から翌年九月にかけて、各地方裁判所で判決が言い渡されましたが、国の責任の有無や国と製薬会社が責任を負うべき時期等の点で判断が分かれました。

二〇〇七年（平成一九年）一二月一三日に、大阪高等裁判所が和解案を提案しましたが、救済の対象となるフィブリノゲン製剤の投与の時期を限定したために本剤の承認された効能・効果は「低フィブリノゲン血症の治療」であり、先天性低フィブリノゲン血症などフィブリノゲンが著しく低下している場合にのみその是正を目的として投与される薬剤であります。本剤の使用決定に際しては添付文書の記載にご留意いただき、患者治療上本剤の使用が有益か否かを十分考慮の上、やむを得ぬ場合にのみ予め患者側によく説明し、必要最少限量をご使用いただくようお願いいたします。なお本剤を使用した場合には投与後、十分な経過観察を行い、肝機能等に異常が現われた場合は、すみやかに適当な処置を取るようお願いいたします。

フィブリノゲンHT-ミドリの効能・効果

低フィブリノゲン血症の治療

なお今後は非A非B型肝炎の発現状況調査を本剤使用症例全例について実施したいと存じますので、弊社担当者の調査訪問の折りには何卒、ご協力賜りますようお願い申しあげます。また、肝機能異常等が現われた場合には弊社または弊社支店までご一報賜りますようお願い申しあげます。

弊社連絡先　株式会社ミドリ十字　医薬情報部
〒541　大阪市中央区今橋1丁目3番3号
電　話（06）227－4835

重要な情報が記載されていますので、必ずお読み下さい。

資料1―(3)―5

昭和63年6月

緊急安全性情報

フィブリノゲンHT-ミドリによると思われる非A非B型肝炎の発症について

株式会社ミドリ十字

謹啓　時下益々ご清祥のこととお慶び申しあげます。

　弊社製品につきましては、平素より格別のご高配を賜り厚く御礼申しあげます。

　フィブリノゲンHT-ミドリは60℃、96時間の乾燥加熱処理を行い、病原性ウィルスの不活化を図ってきましたが、本剤の投与によると思われる非A非B型肝炎の発症が報告されておりますことから、今回さらに安全性確保のため、以下の2点についてなお一層のご高配をいただきたく重ねてお願い申しあげます。

敬具

1. フィブリノゲンHT-ミドリの投与によると思われる非A非B型肝炎の発症について
本剤は非A非B型肝炎の発症の危険性があるため、医療機関のご協力を得て本剤使用後の肝炎発現について追跡調査を継続して行ってまいりました。その結果、846症例(407施設)の報告のうち、本剤の投与によると思われるか、又は可能性を否定出来ない非A非B型肝炎14症例の発現が報告されました。従いまして、添付文書の冒頭に次のように追記する改訂を行いましたので、十分ご留意下さいますようお願いいたします。

> 非A非B型肝炎が報告されているので、本剤の使用にあたっては、適応を十分に考慮するとともに、投与は必要最少限とし、十分な観察を行うこと。

2. 適応対象の確認について
先天性低フィブリノゲン血症などフィブリノゲンが著しく低下している場合に限って使用すること。

カルテなきC型肝炎訴訟 立証に高い壁

東京地裁で提訴から10年続く民事裁判がある。「カルテがないC型肝炎訴訟」。国は2008年、汚染された血液製剤が原因でC型肝炎となった患者の「一律救済」を打ち出したが、カルテがない患者にとって血液製剤投与の立証は高い壁に阻まれたままだ。原告たちは代わりとなる証拠を探し続けている。

提訴10年 弁護団「法改正を」

救済法成立したが

「国に言いたいことはきりがない。補償すると言ったではないか」。8月3日、東京地裁706号法廷。妻（当時63歳）を肝がんで亡くした神奈川県藤沢市の原告男性(71)は本人尋問で、国への怒りをあらわにした。

妻は1977～81年に3人の子供を出産し、いずれの時も大量出血した。約4年後、勤務先の健康診断をきっかけに肝炎の罹患が判明。次第に仕事から帰宅すると寝込むようになり、肝がんへと悪化した。

64～94年に出産時の止血剤として使われた血液製剤「フィブリノゲン」にウイルスが混入し、多くのC型肝炎被害者を生んだ。被害者が全国で起こした集団訴訟を経て、08年に「早期の一律救済」を掲げた救済法が議員立法で成立。国に裁判を起こし、和解などで給付対象と認められれば1200万～4000万円が支給される仕組みができた。

「自分も血液製剤を使われたのではないか」。妻も裁判を起こそうと、子供3人を出産した2病院に問い合わせた。だが、カルテは既に廃棄されていた。

和解に至るのはカルテがあったり、医師ら医療従事者が証言したりするなど、血液製剤投与と肝炎発症の因果関係がある場合に限られる。次男の担当医は開業して病院を離れていた。探し出して話を聞くと、「大量出血時には止血剤を使うように病院内で通知が回っていた。血液製剤が使われた可能性がある」と教えられた。11年5月、この証言を頼りに、集団訴訟の一員に名を連ねた。

医師に証言断られ

だが、国はカルテがないことを理由に「血液製剤以外の原因で肝炎を発症した可能性がある」と全面的に争った。主張のやり取りが書面で繰り返される中、妻は14年に他界した。訴訟を引き継いだ男性は弁護士を通じ、担当医に法廷での証言を依頼したが断られた。「多忙」が理由だったが、元の職場に気を使っているように感じられたという。

全身にがんが転移した妻が「国はどうして認めてくれないの？」と悔しがる姿を男性は忘れられない。「国は、投与を証明する資料を患者が入手しづらいことを分かっていながら、法律で『一律救済』を掲げているのではないか」と不信感を募らせる。

東京都葛飾区のパート従業員、松島春子さん(68)も原告の一人だ。86年に都立病院で長男を出産し、出血して一時意識を失った。回復後、母子手帳に自ら「出血」の文字を残した。出産1カ月後の健診で罹患が判明した。

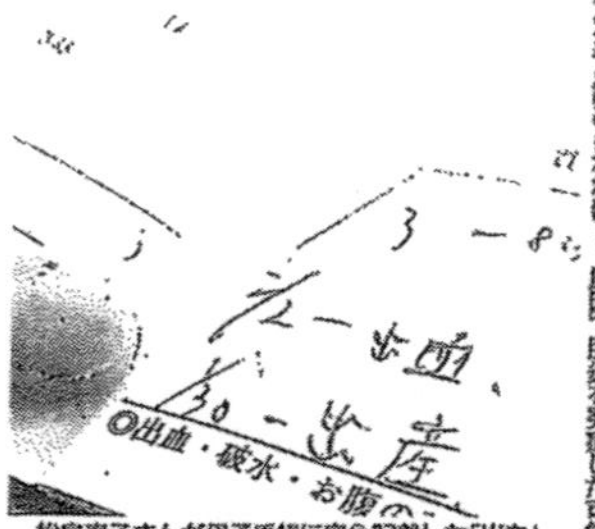

松島春子さんが母子手帳に自ら記載した「出血」の文字＝東京都内で8月、遠山和宏撮影

都立病院は後に血液製剤の納入歴があったと公表。松島さんは08年ごろ、病院側にカルテ開示を求めたが廃棄されていた。12年に提訴したが、国は救済の対象外と主張した。

長男が最近、インターネット検索で、当時の担当医が都立病院を退職して静岡県内で開業していることを突き止めた。松島さんは手紙で訴訟への協力を依頼した。医師は「出産後、出血が止まらず、止血するためにできることはすべてやった」とする意見書を書いてくれたが、証人出廷は「多忙」を理由に断られた。

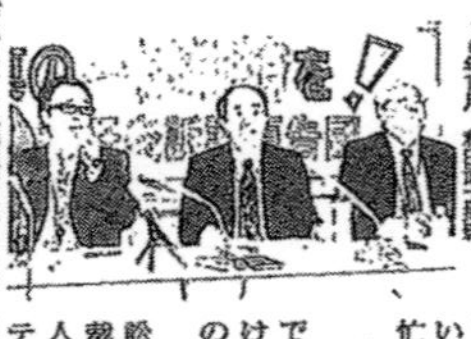
東京地裁に提訴後、記者会見する「カルテがないC型肝炎訴訟」の原告ら＝東京・永田町で2010年11月、和田武士撮影

松島さんは不満を抱く。「カルテを廃棄したのは私ではない。必死に医師を見つけた。これで認めてくれないのはおかしい」

「カルテがないC型肝炎訴訟」の弁護団によると、東京地裁には10年11月以降、272人の患者や遺族が提訴。カルテ以外の証拠を探そうとする原告側の活動を裁判所が認めたこともあり長期化した。最初の提訴から10年余が過ぎ、裁判長はこれまでに3人交代。現在は年度内に結審する方針が示されているという。

これまで全国8地裁に758人が提訴しているが、和解成立は54人にとどまる。東京訴訟の山口広弁護団長は「カルテがないと医師の証言が必要になるが、開業医であれば半日休診してかなり昔のことを話してもらうことになり、負担を強いる。救済の足かせになっており、法改正が必要だ」と指摘する。

保管義務は5年

医師法が義務付けるカルテの保管期間は5年で、救済法の立法時から血液製剤の投与を立証できないケースは懸念されていた。このため衆院は「カルテのみを根拠としない」との付帯決議をしている。弁護団は、給付額を半分にする代わりに、64～94年に出産▽出産した医療機関にフィブリノゲン製剤の納入実績がある▽母子手帳に出産時出血多量と記載されている――などを満たせば、投与の事実を推定するとした改正案を掲げ、国会議員への働きかけを続けている。

【遠山和宏】

2021年9月3日付け毎日新聞

原告らによって拒否されました。そこで当時の福田総理大臣が、同年一二月二三日に原告らが要求する一律救済を実現するために議員立法による速やかな対応を指示して、特別措置法案が作られて国会に提出され二〇〇八年（平成二〇年）一月一一日に成立しました。

しかし、前述のとおり特別措置法は救済手続を裁判所の判断に委ねたために原告らに重い立証責任が課せられ、カルテが破棄されて存在しない原告らにとっては極めて困難な訴訟を強いられることになったのです。東京地裁で判決が出される前の二〇二一年（令和三年）九月三日の毎日新聞はそのあたりの事情を「カルテなきC型肝炎訴訟　立証に高い壁」「提訴一〇年　弁護団『法改正を』」と報じています（前ページ記事）。

▼第三節　裁判で何が争われたか――フィブリノゲン製剤の使用の実態

1　被害者に重い立証責任

カルテがないC型肝炎訴訟において、原告らは過去の出産や手術の際にフィブリノゲン製剤を使われたためにC型肝炎ウイルスに感染し慢性肝炎や肝硬変になったとして、特別措置法に基づいて国に給付金の支払いを求めました。

特別措置法は、本書の冒頭で説明したとおりフィブリノゲン製剤が使われたことを裁判所で認定してもらうことを給付金支給の要件として定めています。つまり、各原告は自分にフィブリノゲン製剤が使われたことを裁判において証明しなければならないのです。

ところが、「カルテがないC型肝炎訴訟」という名前のとおりフィブリノゲン製剤を使ったことを証明する一番大事な証拠であるカルテは三〇年も四〇年も経ってとっくに廃棄されて残っていません。カルテがないとなると、当時の主治医や看護師などの医療関係者を探し出してフィブリノゲン製剤を使ったことを証明してもらわなければなりません。

医療関係者を探すといっても、三〇年も四〇年も前の出産や手術です。現在もご存命なのかどうか、どこにいらっしゃるのかもわかりません。個人病院だと既に廃院になっていて手がかりすらつかめないことも多いのです。大学病院や総合病院の場合でも個人情報だからと言って消息を教えて貰えません。インターネットや伝《つて》をたどってやっと探し出しても高齢で認知症になりお話が出来ない、あるいは、お話が出来てもそんな昔のことは何も覚えていないと協力を断られることが多いのです。

しかし、カルテが五年間の保存期間を過ぎて破棄されてしまったことも、主治医などの医療関係者が死亡したり高齢化して協力を得られないことも原告らの責任ではありません。アメリカ政府の食品医薬品局（FDA）でフィブリノゲン製剤の承認が取り消された一九七七年（昭和五二年）から特別措置法を作るまでに約三〇年、ミドリ十字が緊急安全性情報を全国の医療機関に配布した一九八八年（昭和六三年）からでも約二〇年もの年月が経過しています。フィブリノゲン製剤の危険性を認識しながら、国は手をこまぬいて救済のための立法や有効な政策を立てることを怠ったのです。

それにもかかわらず、患者である原告にフィブリノゲン製剤を使われたことを自分で証明しなさい、それが出来なければ救済しませんというのが特別措置法の仕組みであり国の基本姿勢なのです。

2　酷薄非情の国の対応

カルテがない以上、それに代わる証拠を集めなければなりません。出産で言えば出産時の状況を簡単に記録した母子手帳、手術であれば手術台帳など。あとは、原告本人や家族が当時のことを思い出して綴った陳述書などです。奇跡的に当時の主治医など医療関係者が見つかった場合には、フィブリノゲン製剤を使った可能性があると思うといった趣旨の意見書や法廷での証人尋問です。

しかし、国はフィブリノゲン製剤の使用を直接に証明するカルテがないことをいいことにして、その他の証拠によってはフィブリノゲン製剤の使用の事実をなかなか認めようとしません。

国は、「フィブリノゲン製剤の投与が推認されるには低フィブリノゲン血症又は低フィブリノゲン血症の要因となるＤＩＣの治療若しくは予防の必要性があったと認められることが必要であり、ＤＩＣはＤＩＣスコアに基づいて判断すべきだ」と言うのです。

第一節で説明したように、確かにフィブリノゲン製剤の効能書きには、先天性又は後天性低フィブリノゲン血症やＤＩＣの治療に使うと書かれています。血液凝固第Ｉ因子であるフィブリノゲンが減少して出血が止まりにくくなった場合にフィブリノゲンを補充するのがその本来の使い方なのです。

国の理屈は効能書きを盾にとって、「フィブリノゲン製剤は一般的な止血剤ではありません。低フィブリノゲン血症を治療するためのお薬です。フィブリノゲン製剤が使われたと言うなら、その前提としてその患者が低フィブリノゲン血症又はその要因となるＤＩＣになっていたことを証明しなさい、それが証明出来なければフィブリノゲン製剤が使われたとは認められません」というものです。

出血を止めるための止血剤にはいくつかの種類があります。典型的なのはアドナとトランサミンという薬です。しかし、大量出血に直面した現場の医師は異口同音に「アドナやトランサミンは、大量出血には効かない。フィブリノゲンが一番効いた」と答えます。もちろん現場の医師も効能書きは読んでいたと思いますが、出産や手術において予期せぬ大量出血に直面した場合に、たとえば血液中のフィブリノゲンの数値を検査して基準以下になっていることがわかったのでフィブリノゲン製剤を投与したなどとおっしゃった医師は一人もいません。悠長にフィブリノゲンの数値を測っていたら患者は死んでしまいます。その場面で医師の頭の中は、とにかく出血を止めることとそのためにあらゆる手を打つことしかありません。東京訴訟では奇跡的に見つかった二十数人の医師の証人尋問を行いましたが、どの医師もとにかく出血を止めることが先決だと証言しています。

ちなみに、国は低フィブリノゲン血症に至っていたか否かはＤＩＣスコアによって判断すべきだと主張しています。ＤＩＣスコアは一九八〇年（昭和五五年）ないし一九八六年（昭和六一年）に提唱されたものですが、国はそれ以前の症例についても特段の事情が認められない限りＤＩＣスコアと同様の方法により診断をしていたと考えられるなどと主張し、ＤＩＣスコアの点数が足りていないとして各原告についてフィブリノゲン製剤が投与されたとは認められないと結論付けます。

しかし、国の主張は、出産であれ外科手術であれ多量の出血に直面した治療現場の状況を全く理解していない、後からする論評に過ぎません。さきほど述べたように多量の出血に直面した医師は、とにかく目の前の出血を止めることに全力を挙げるのが通常であり、低フィブリノゲン血症に至っているか、ＤＩＣに至っているか、ＤＩＣスコアが何点になっているかなどを考えている余裕はないというのが現場の実情なのです。

▼東京訴訟における医師らの証言

東京の裁判で証人尋問を実施した医師ら医療関係者の証言を紹介します。大量出血に直面した現場の医師の生の声として極めて貴重なものです。フィブリノゲン製剤が最もよく使用された産科と外科とに分けて紹介します。

【産科】

(1) 髙橋克幸医師（元東北大学医学部附属病院医師　故人）

被告国代理人：証人もフィブリノゲン製剤を投与する前にこの凝血力の検査を行っていましたか。

する場合もありますし、しない場合もあります。しない場合は、やはり出血が激しくて、そちらに、私が若いときは検査するときはありましたけれども、ほとんどの場合は私しないで、下の部下の連中にそういう、させてましたけども、それでも手が回らないときは、しないことがかえって多いんじゃないかと思いますね。

凝血力の検査をされたときというのは、血が固まりにくかった場合に製剤を投与されるということでよろしかったですか。

そうですね。

凝血力の検査をしない場合というのは、どういった点を指標に投与されるんですか。

出血の勢いが激しい場合です。

被告国代理人：「産科ＤＩＣの治療に関する臨床的検討」というタイトルで著者の欄に先生の名前が載ってますね。

はい
五六ページ、「産科ＤＩＣスコア」というものが書かれていますけれども、これは産科ＤＩＣになっているか否かの診断基準みたいなものというふうに理解していいですか。

はい。

この産科ＤＩＣスコアというものは、臨床医の間で広く使われているものですか。

使われていません。

今は使われてないけれども、使われてた頃があったんじゃないですか。

一般の病院では使いません。

どんな病院で使われてたんですか。

大学病院とか、そういう教育、研究、臨床をやったような病院は使ったかと思います。

先生の病院では使われてましたか。

使ってません。

先生が書かれた論文の中に引用されてるんですけども。
　こういう症例のときは使って調べさせました。

　髙橋医師は、東北大学附属病院や国立仙台病院で約四〇年間にわたって産婦人科の臨床医として医療にあたり、多数の論文などがあるその分野における権威です。髙橋医師は、そうした豊富な経験をふまえて、フィブリノゲン製剤を投与する場合の判断基準を証言しました。血液の凝固検査をすることもあるが、しないことのほうがかえって多いこと、凝固検査をしない場合には出血量と出血の勢いをみて判断すると述べています。また、ＤＩＣスコアは普通の病院では使わないとはっきり証言しています。

(2)　Ｈ医師

原告代理人：一〇〇〇ミリリットルあるいは二〇〇〇ミリリットルといった大量出血、出産に伴う大量出血に対して、どのように対処されていたか、特に昭和五〇年代、どのように対処されていたか、そういう点ではどうでしょうか。

　分娩というのは、思わぬ出血がいつ起こるか分からないのが、一つの特徴です。私たちもそれに対応するのに非常に苦慮しておりまして、それで、出たものを補うというのが、いわゆる治療の根本です。出たものというのは、血液ですから、それは体液なんです。それで、常識的に言えば、五〇〇出血したら五〇〇輸液をする、循環血液量を落ちないようにするというのが根本です。だけど、いわゆる血液がある程度薄まったら、出血傾向も出ますし、そして、いわゆる生命に関係しますから、当然ある程度以上のいわゆる出血があれば、輸血も考えると、その他の止血処置を、ありとあらゆる止血処置をするということです。

原告代理人：（母子手帳の「分娩の経過」欄の「産后出血多量」「輸液」「輸血」という記載を示して）この記載から、可能性として、どのような処置を取られたか、どうでしょうか。

一般に段階的に、まず、出血量を、子宮から出る出血はいわゆる子宮を収縮させる方法で止めます。そして、また見て、いわゆる出ているところ、特に子宮の出口辺りの血管がたくさん流入しているところの止血を行います。そして止まらないときは、やはり血液的に止まりにくいことがあるに違いない、もう半分以上出たら、いわゆる出るかもしれないというときになったら、いわゆる大体一五〇〇cc出血したときは、輸血を考え始めます。だから、輸血をしながら、私がもしフィブリノゲン製剤を持っていたら、それも使ったと思います。

被告国代理人：フィブリノゲン製剤を使用する前に、出血時間であるとか、凝固機能検査というのを行っていましたか。

それは当然行っていると思います。それは、具体的に簡易法としては、耳から針を刺して、どれくらいの時間で止まるかとか、それから採血をして、どれぐらいで凝固が開始して、そして完全に解するかというので、やっていたと思います。それは当然現場としてはやります。

その結果、どのような状態になっていたら、フィブリノゲン製剤を投与していたんですか血液がさらさらして固まらないよと、ちょっと時間が延びているよとか、いろんなあれがあります。それは、その場その場で、分娩のときの出血というのは流れるような出血です。裾から流れてきます。そして、血液を実際、具体的に検査とか何とかいうようなあれじゃなく、あ、これは出血が止まりにくいようなさらさらした血液が流れているよ、やばいよということで判断しないと、これは間に合いません。それから、いわゆる検査センターへ行って検査技師呼んでというのは、それは現場が分からない方が言われることです。

H医師は、大体一五〇〇cc出血したときは輸血を考え始め、フィブリノゲン製剤を持っていたら使ったと思うと述べました。また、フィブリノゲン製剤を使用する前に、出血時間であるとか、凝固機能検査というのを行っていましたかという質問に対して、耳に針を刺して止血時間を計るなどしてやりますと答える一方で、そんな余裕もないときは出血した血液がさらさらして止まりにくいと判断したら投与したと証言しました。

(3) 前田一雄医師（元九州大学医学部附属病院医師）

被告国代理人：どうやっても（出血が）止まらないという場合には子宮摘出前に例えばフィブリノーゲン製剤の投与するとかそういうことはなかったですか。ＤＩＣの状態じゃなくても、血が止まらないという場合に、先生のお話だと子宮摘出をするというお話でしたが、その前にフィブリノーゲン製剤を投与してみるとかそういうことはなかったですか。

さあ、それはあったかもしれません、はい。

ＤＩＣの状態でなくてもフィブリノーゲン製剤を投与したということはあったんですか。

見当をつけて治療したということはあり得ますですね。

見当というのはＤＩＣではないかということでですか。

そういうことです。つまり血液が凝固しないで出血してくる血液がどんどん出て、床の上まで流れて、これが全然固まらない、そういう場合でしたらむしろＤ－Ｃとはっきり診断できるわけです。

そういう場合はフィブリノーゲンを使うということになります。

凝固検査等でＤＩＣが分かればフィブリノーゲン製剤を投与していたと。

いや、そうじゃありません。フィブリノーゲンが欠乏していれば製剤を投与します。

ＤＩＣかどうかじゃなくて、フィブリノーゲンが欠乏しているかどうかを判断して投与していたということなんですか。

いや、必ずしもそうではなくて、Ｄ－Ｃと判断したらフィブリノーゲンは必ず欠乏しておるもの、つまりフィブリノーゲンが既に消費されておるためにＤ－Ｃが起こったというそういうプロセスになりますので、したがってそこでフィブリノーゲンを測定していなくても投与するということになります。

そうするとフィブリノーゲンが欠乏していれば、逆にＤＩＣに至らなくても投与してたこともあったということなんですか。

あり得るでしょうね、ええ。

出血量が六〇〇ミリ程度でもＤＩＣに陥ることがあるということでよろしいでしょうか。

　あり得ます。ＤＩＣというのは血管内血液凝固症候群ですから、だから出血というのは一つの原因疾患にはなってもＤＩＣの症状というわけではない場合があるわけです。

そうすると、先ほどのお話だとＤＩＣにもしなればフィブリノーゲンの量は減っていたという話なんですけれども、出血量が六〇〇ミリ程度で低フィブリノーゲン血症になることもあり得たという理解でよろしいですか。

　あり得ます。


　前田医師は、多くの論文を発表している産科の権威です。九州大学医学部附属病院では多量の出血があった場合に血液の凝固検査をしていたと述べる反面、出血がひどく出血傾向がある場合には凝固検査をするいとまもなくフィブリノゲン製剤を投与していたと述べておられます。

(4)　ＨＧ医師

　ＨＧ医師は、勤務していた公立病院においてはフィブリノゲン製剤の投与方針について次のように述べました。

被告国代理人：先生のフィブリノゲン製剤の投与の目安というか方針なんですけども、先ほどの御証言の中で、出血量が五〇〇ミリリットルを超えて止血傾向がなければ使用するというようなことをおっしやってましたね。

　はい。

それ以外に、そのフィブリノゲン製剤の使用に関して、考慮される要素であるとかそういったことはございますか。

　特別ないですね。

例えば、ＤＩＣを予防するためにフィブリノゲン製剤を投与すると、そういうようなお考えはありますか。

　ＤＩＣというのは、予防できるようなものではないですよ。

例えば、その患者さんがショック状態にあるとか、そういった点を考慮してフィブリノゲン製剤の投与を検討するというようなことってありますか。

　その前にどうかしたいわけでしょ。

そうなる前に、もう投与を検討するということ。

　はい。

フィブリノゲン製剤を投与する患者さんは、そうすると、例えばもう意識がはっきりしないとか、会話も普通にできないとか、そこまで重篤な状態に至らなくっても、先生のほうでフィブリノゲン製剤の投与を判断して投与されるということはあるわけですか。

　そうです。今おっしゃたのは、もうショックですからね。

フィブリノゲン製剤を投与する前には、何らかの検査を行うわけですか。

当時の公立病院では、特別検査はやってなかったと思います。

公立病院では、仮にフィブリノゲン製剤を投与したとしても、その場合に特別な検査を行っていないということですか。

そうです。

先程の先生のご証言の中で、止血の方法として、縫合、圧迫、子宮収縮剤の投与といったことが挙げられていましたけれども、あとアドナ、トランサミンといった一般的な止血の方法とフィブリノゲン製剤の使用というのは、前後関係なんですけれども、フィブリノゲン製剤というのは、最終的な止血の手段っていう理解でよろしいんですか。

はい。

HG医師は、公立病院では検査はしていない、出血量と止血傾向を見て投与するかどうかを判断していたと証言されました。

(5) K医師

被告国代理人：意見書では、フィブリノゲン投与の判断は緊急のときにするというような記載もされていますが、当時、緊急というのはどういう状況を示されていますか。

出血が多くてショックを起こしそうなときですね。

フィブリノゲン製剤投与の前には、何か検査をされるんですか。

いいえ、してません。

先ほど線維素が足りないというような話しもあったと思うんですけど、この線維素が足りないかどうかというのは、どういうふうに判断しているんですか。

血液のさらさらしているかどうかですね。

見た目と。

見た目で。

被告国代理人：例えば、常位胎盤早期剥離で、帝王切開で来ていて、一〇〇〇ミリを羊水含めてしているというところから、フィブリノゲンを使うとしたら、どういう例ですか。どういう手順になりますか。

血液の状態を見てですね。それから、胎盤が剥がれた面が見えてますから、だから、さっき言ったように、そういうときはまず圧迫して、収縮剤をして、収縮すれば、出血止まりますから、それでも止まらないで血液がさらさらのときは、必ず使っていると思いますね。

被告国代理人：（フィブリノゲン製剤を）ほぼ一〇〇パーセント使ったというふうに、主尋問で先ほど証言されましたけども、その理由は、常位胎盤早期剥離というところと出血性ショックの二点ということで間違いないですか。

そうですね。

常位胎盤早期剥離については、主尋問では、さらさらした出血があれば使っていたというふうにおっしゃってましたけど、それも間違いないですか。

そうですね。

出血量が少量であれば、使わない場合もあるということも間違いないですか。

そうですね。

常位胎盤早期剥離の場合で、さらさらした出血が出ない場合には、使わないわけですか。

いえ、出血量が多ければ使ったと思います。でも、今覚えてないです。

もう一度確認しますけれども、常位胎盤早期剥離の場合でも、出血量とその血液の状態を見て、投与を判断されているわけですか。

そうです。

続いて、出血性ショックという点なんですけども、今回の原告に関して出血性ショックが生じたというふうに思われる理由をもう一度おっしゃっていただいていいですか。

まず、出血量が多かったということ、ＩＣＵに入っているということですね。

Ｋ医師は、フィブリノゲンを使用した症例についての質問に対し、「大量出血というか、産後の出血の止まらないのに使ったのが一番多いと思います」と述べ、また、帝王切開で出血が続いている場合は「特殊な場合ですから、だいたいフィブリノゲンを使っています」と証言しています。

また、フィブリノゲン投与の判断についてＫ医師は、「血液の状態を見て」判断するものとし、「まず圧迫して、収縮剤をして、収縮すれば、出血止まりますから、それでも止まらないで血液がさらさらのときは、必ず使っていると思います」と証言しました。さらにK医師は、血液の凝固性に関して、さらさらした出血ではない場合には、フィブリノゲンを使用しないのか、との反対尋問に対しては、「いえ、出血量が多ければ使ったと思います。」と述べています。

Ｋ医師は、ＤＩＣ又は低フィブリノゲン血症を疑わせる血液の低凝固性が認められる場合に限らず、一定の手技（圧迫止血、子宮収縮剤の投与）を尽くしてなお、止血困難で、出血量が一〇〇〇ミリに達する事例ではフィブリノゲンを使用していたと証言されたのです。

⑹ S助産婦

原告代理人：フィブリノゲンの投与を、実際に指示されたケースで、こんなものがあったというのを教えていただければ。

やはり、子宮収縮剤とか、止血剤とか、子宮マッサージ、それから、子宮圧迫、充填タンポンとか、いろいろしてみて、なかなか止まらない時、出血量が多くなってきたら、輸血、そのあとに、最終的にフィブリノゲン製剤を使ってたことが多かったです。

今、おっしゃったのは、例えば、弛緩出血で、いろいろ手をつくしたけれども、止まらなかった時に使った覚えがあるというふうに、よろしいですかね。

はい。

ほかに、早めに、そういった全ての処置を経ることなく、フィブリノゲンの投与が指示される場合というのは、ありましたでしょうか。

明らかに常位胎盤早期剥離の疑いのあるような人とか、それから、羊水塞栓みたいな、症状が出る人たちには、最初から、フィブリノゲンの指示は早く出していました。

製薬会社代理人：低フィブリノゲン血症の患者さんに実際に当たられたというのは、何例くらいあるんですか。

一年に一回か二回か、そんなところだと。

症状として、どんな症状になるんですか。患者さんの症状としては。

子宮収縮はまあまあだけれども、出血が多いとか、多いですね。割と。不安がられるというか、気分が悪いとか、あくびが出たり、胸がどきどきするとか、そう言われる症状が多いですね。それから、血液の出方、まあ、これくらい収縮があるんやったら、そんなにサラサラ出るかなって思ったりすることが、たまにありますね。

じゃ、血液の性状というのは、どういう感じになるんですか。

サラサラ出るというか、そういう表現の仕方ですね。出血の量で考えられていたと思います。

原告代理人：そうすると、ＤＩＣかどうかはともかくとして、そういう検査をして、それで、低フィブリノゲン血症だ、これは大変だというような、そういう判断はお医者さんなり、あるいは助産婦としての証人もなさったこともあるということなんでしょうか。

でも、その低フィブリノゲン血症で、フィブリノゲンの量を量るとか、検査の結果を待つ間がないことのほうが多いので、先にもういろんな処置をして、手を打っていくというかですね。

そこは、ＤＩＣかどうかはともかくとして、これは、緊急に止血処置をとらなきゃいかんというような判断は、もう随時、検査の結果を待たずにしてたこともあるということなんですね。

はい。


Ｓ助産婦は、低フィブリノゲン血症の判断として出血量と血液がサラサラであるという血液の性状を重視していたと述べ、「低フィブリノゲン血症で、フィブリノゲンの量を量るとか、検査の結果を待つ間がないことの方が多いので、先にもういろんな処置をして、手を打っていく」と述べています。

⑺　Ｍ医師

原告代理人：先生は、産科ＤＩＣや低フィブリノゲン血症の診断はどのような方法で行っていたのでしょうか。

臨床症状、あるいは出血時間を計ったり、あるいは血液検査で判断致します。

血液検査では、どのようなことが分かるんですか。

どのようなことと言いますか、実際にフィブリノゲン値を測定して、その測定値を判断して、それが低いかどうかというのを見るわけです。

複数の方法を挙げて頂きましたが、先生は常に血液検査の結果を見て診断を行っていたんでしょうか。

いいえ、必ずしもそういうものが間に合わない状況がありました。

血液検査を経ずに診断に至ることもあったという理解ですか。

はい。

血液検査を経ないときは、では、どのように診断していたか、もう一度お答えできますか。

やっぱり臨床症状といいますか、実際に出血が止まらない、圧迫止血をしても止まらない、あるいは止血剤ですね、アドナ、トランサミンのような止血剤を投与して、それでも止まらない状況、そういう状況のときに考えます。

出血傾向についてはどうでしょうか。

出血傾向は、やはり耳たぶを切ったりして、出血時間を計って、その出血時間が三分以内といいますか、三分を超えるようなときには、もう出血傾向があるというふうに判断できます。あるいは、臨床症状として、どうしても出血が圧迫で止まらないというような状況のときですね。

では、血液検査のような厳格な検査なしにＤＩＣですとか、低フィブリノゲン血症の診断に至ったケースというのは、これはあるんでしょうか。

あります。

どのくらいありますか。

どれくらいかはわかりませんけども、かなりそれ、検査そのもののデータを待ってる、検査結果のデータが出るのを待つ時間がないような状況ではそういうものを、検査結果を見ないで判断することはあります。

被告国代理人：……当時の証人の理解としては、どういう状態に患者さんがなった場合、低フィブリノゲン血症なり産科ＤＩＣだというふうに判断されたんでしょうか。

やはり、臨床症状や出血時間を見て、そういうもの、あるいは血液検査の結果で判断したと思います。

それらを踏まえて、例えば、こういう状態になったら、それが低フィブリノゲン血症なり、産科ＤＩＣなりっていう、目に見えるというか、分かるような数字なり何なりといった基準はあるんですか。それともそれらを総合してケースバイケースで判断していたということでしょうか。

ケースバイケースだと思います。その状況で、そういう判断基準っていうのは確かなかったと思いますので、まだ産科ＤＩＣスコアっていうものもまだできていませんでしたので。そういうものは

そのときの状況で判断したと。

証人の当時の判断によっても、出血量だけで低フィブリノゲン血症なり産科ＤＩＣになってるというふうに決めていたわけではないということでよいですか。

そうですね、はい。これは、やはり出血の量によって判断する旨はあったと思います。

今の話はどういうことなんでしょうか。出血量プラス他の事情を考慮していたという理解でよいですかというのが私の質問だったんですが。

そうですね、はい。

Ｍ医師は、フィブリノゲン製剤の適応症例が低フィブリノゲン血症ないしＤＩＣであると認識してい

たが、必ずしも血中のフィブリノゲン値を測定して厳格な診断を行っていたわけではなく、出血量や、耳たぶに針を刺して出血時間を計るといった簡易な測定方法に基づいて同製剤の投与を決断することも少なくなかったと述べています。

M医師の証言によれば、フィブリノゲン製剤の適応症例を一応認識しつつも、必ずしも低フィブリノゲン血症やDICの確定診断を経ずに投与した述べ、さらに、一九七八年（昭和五三年）当時は産科DICスコアが存在しておらず、同スコアを使って診断を行っていたわけではないことが明らかになりました。

(8) I医師

I医師は、昭和五〇年代のI産婦人科での産科大量出血（弛緩性出血）に対する対処については、「まずラクテックのような補液剤、それで血管確保しましてその中に止血剤トランサミンとかアドナといわれてましたけどそれを入れますが、それでも止血効果が認められない場合はまず次にはフィブリノーゲンの一グラムを点滴静注しておりまして、それでもまだショックレベルに到達するようでしたら輸血をやるというような段階で行っておりました」と証言し、さらにフィブリノゲン製剤の投与の判断については、「これは恐らく一〇〇〇cc近く、血圧等が応答等、やっぱりショックレベルというのがありますので、前ショック状態という、まだ応答は出るけど，できるけども血圧が九〇以下に下がるというときにはやりますよね」と証言しました。

被告国代理人：フィブリノーゲン製剤を使用する前に血液検査でフィブリノーゲン値などの凝固検査を行っていましたか

いや、やってなかったですね。出血が増えてきたときに出血時間の測定とかいう、すぐにできるあれで、その当時まだ因子を我々のところでは測るようなあれはなかったようなんですね。大学辺りはしてたのかも分かりませんけども、それ以前からやるということは、だからそのときになったらもうやっぱり出血時間を計ったりする方が決め手になるんじゃないかと思うんですね。

出血時間というのはどういうものでしたでしょうか

結局メスで末梢血（管）を切るわけですね、じわっと出てきて、それをずっと濾紙で吸っていってそれが消えるのに何分掛かるかという、グローブな検査なんですけれども、それが五分以上になったら相当出血時間は延びているというような。

そういった検査をしておられたんですか

する場合もありますし、慌てて手が回らなかったときにはしなかったですけれども、それは最近でもやってますから。

フィブリノーゲン製剤の効能効果というのは凝固因子の補充ということになると思いますけれども、どういう状態から低フィブリノゲン状態に陥る可能性というのを判断していたんですか。

やっぱりさっき言いましたようにある程度出血しますと人間の自己防衛のために体内にあるフィブリノーゲンを使うわけですから、それが枯渇した場合にＤＩＣという、あと不可逆的な現象になりますので、ですから出血量と大体比例していくわけですよね。それからその人の持つ凝固因子の量もありますし。ですからやはり血圧とかショックに至るまでのどこかの時点でこれはショックに進行していくなという時点では使わなくちゃいけないと。

I医師は、低フィブリノゲン血症ないし産科DICに至らない段階で、輸血に先立って同製剤を例外なく投与していたと述べ、フィブリノゲン製剤を使用する前に血液検査などで血中フィブリノゲン値を測定する手法については、血中フィブリノゲン値の測定を行わずに、末梢血の出血時間を測定する方法によってフィブリノゲン製剤の投与の判断を行っていたと証言するとともに、「慌てて手が回らなかったときには（末梢血の出血時間を測定する手法も）しなかった」と証言しました。

【外科手術】

(1) Y医師

被告代理人：出血量が二〇〇ないし三〇〇ミリリットルになったときにフィブリノゲン製剤の使用を検討を始めるということでよろしいんですか。

その出血量が二～三〇〇に、例えば二〇〇超えたときの出血の状態ですよね。止まらない出血なのか、全身状態をよくしてやれば止まっていくのかっていうので判断していくと思うんですよね。そうすると、必ずしも出血量が二〇〇ないし三〇〇超えたからといって、直ちにフィブリノゲンを使用するわけではなくって、出血の様子とか色とか状態とかを確認して投与の有無を判断するということですか。

そうですね。

輸血とフィブリノゲン、同時に投与するっていうようなこともおっしゃってたと思うんですけれども、輸血を検討されるっていうのはどういった場合に輸血を検討されるんですか。

輸血は、例えば癌の手術のときは、ある程度の手術始めて途中で出血量が例えば一〇〇超えたとか、ガーゼで計りますけども、それが漸次増えていくっていうことを予想すれば、輸血をスタート、一か所から始めますから。その途中で例えば二〇〇超えたりしてくれば、反対のところからフィブリノゲンを入れていくような形です。

裁判官：フィブリノゲンを投与するかどうかの基準についてもちょっと聞きたいんですけども、まずは血液の量で決めるということですよね。あとは、動脈性か静脈性かっていうことですか。

そうですね。血液の量自体が動脈性と静脈性では全然変わってきますから、動脈性の場合には、その後はどの程度続くかっていうのは、大体予想していきますから。それで処置が薬もそうですけど、輸血もそうですし、処置も変わってくると思うんですけどね。

動脈性か静脈性かっていうのは、血の量と血の色によって動脈性なのか静脈性なのかが分かるっていうことなんですか

血液の色で大体分かります。

Y医師は、出血量と血液の種類（動脈性か静脈性か）及び出血傾向で判断すると述べ、低フィブリノゲン血症ないしＤＩＣに至っていたかどうか全く考慮した形跡がありません。

(2)　ＨＲ医師

製薬会社代理人：（フィブリノゲン製剤を投与する）可能性が一番高いのは。

術後ですね。

術後に出血が認められてからですか。

いや、そうじゃないです。だって、出血しちゃったら、フィブリノゲンを打っても、なかなかとまらないですもん。

そうすると、手術が終わって、この患者さんは出血が多かったので、もしかしたら術後出血しているかもしれないので、予防的に投与したということですか。

そう、そういうことです。予防的にですね。

被告代理人：（出血量が）その一三六六（mℓ）では、使う場合ともちろん使わずに術後過ごすという場合は、両方あるということでよろしいですか。

両方あり得ます、はい。

どちらのほうが多いとか。

多分使うと思いますよ。その当時で、こんないい薬があるのに使わないわけないじゃないですか。使うとき、この手術の場合は、術後に投与するということなんですけれど、投与のタイミングというのは、手術室から回復室というか……。

手術は完結して、止血も完全にして、それで帰ってきますんで、あとだから止血が甘かったところから、じわじわ出てくる可能性があるので、術後にこれ（フィブリノゲン製剤）を打っておいたほうがいいよねということで、打つんですよね。

HR医師は、術後に止血が甘かったところからじわじわ出てくる可能性があるので、術後に予防的にフィブリノゲン製剤を投与すると述べています。低フィブリノゲン血症やDIC、凝固検査など話題にすらなっていません。

(3)　YS医師

原告代理人：当時のことなんですけれども、その胃潰瘍で、多くの吐血をしちゃっているというかたが緊急搬送されたときには、緊急的にどのような処置を行っていらっしゃいましたでしょうか。

まず、大量の出血を起こして来られる患者さんは皆さん、ショック状態になっておられます。ショック状態というのは、血圧が下がって心臓の動きも悪くなって、死に瀕しているという状態と考えてくださってよろしいと思いますが、まず、輸血をするというのが第一選択の方法だというふうに考えております。

そして、その輸血に伴って、当時、他に処置をすることはありましたか。

はい。大量の失血といいます血を失った状態で、輸血をしますと体の中の凝固機能も落ちてきますので、出血が収まりにくいという状況になりますので、凝固能を促進させる薬も一緒に使うということは十分あり得ます。

その凝固能を上げる薬っていうのは、当時、どういうものだったんでしょうか。

フィブリノゲンっていう薬がありましたので、それを多分使ったと思います。

被告国代理人：当時、Y病院の外科においては、大量出血をするような事例ではほとんど機械的にフィブリノゲン製剤を投与していたというふうに書かれているんですけれども、この文脈で言う大量出血というのは、出血量としてはどのくらいなんでしょうか。

さきほど申し上げたように、大体五〇〇cc以上の出血があってショック状態になっていれば、大量出血を起こしているというふうに判断いたします。それから吐血をしたり、下血をしたりしている量が相当量多いかということも、かなり判断の材料になると思います。

……ほとんど機械的に投与とあるんですけれども、この記載からすると、その投与する割合というのはどのくらいの割合なんですか。

正確には分かりませんが、輸血を大量にやる場合には、必ずと言っていいほどフィブリノゲンを使っておりました。

被告国代理人：証人がY病院に勤務していた当時、フィブリノゲン製剤を使用する前に血液検査を行っていましたか。

それは当然、血液検査は第一義的にやることですのでやると思います。

その検査項目は、どのようなものでしたか。

いや、細かいことはもう答えられません。一般の血液検査の項目をやっていたと思いますけども。それはフィブリノゲン製剤を使うかどうかの判断の材料として、検査を行っていたということなんでしょうか。

いや、出血の状態がどの程度で、患者さんの状態がどうなのかを判断するために血液検査はやるものであって、フィブリノゲン製剤を使うために検査をしているわけではありません。

その検査結果の内容次第で、フィブリノゲン製剤の投与をやめるという、しないというケースはあるんでしょうか。

それはわかりません。

被告国代理人：（原告が）搬送されてきた当日というのは、先ほど輸血はしただろうということですけれども、輸血以上の何か措置、フィブリノゲン製剤を投与する等の措置はなかったんじゃないかということなんでしょうか。

いや、輸血をしたときには必ずフィブリノゲン製剤も使っておりましたので、当然輸血をすると同時に使っていたと思います。

このケースにおいて、例外的にフィブリノゲン製剤を投与しなかった可能性というのは考えられないでしょうか。

それは正確には答えられませんが、当時、フィブリノゲン製剤というのは先ほども申し上げたように、出血して輸血する患者さんについての理想的な薬だと考えておりましたから、ほとんど大量出血をした患者さんには使っていたと思います。

製薬会社代理人：ショック状態、例えば、その血圧とか意識とか、どういう要素でショック状態かどうかということを判断しているのか。そのショック状態かどうかを判断する際の要素みたいなものがあれば教えていただきたいんですけれど。

血圧が下がっていること、患者さんの呼吸の状態が悪くなっていること、顔色が悪い状態になっていること、さまざまな要素がショック状態のときには起こりますので、それをもって判断します。

原告からお話を聞く限り、ショック状態だったと思いますというふうなお話がありましたけど、その原告の具体的にどのようなお話から、ショック状態だというふうに判断されたんでしょうか。

かなりの大量の血液を吐いておられるということがまず第一です。大量の出血を起こして血液が失われているのであれば、当然ショック状態になっていると考えていいと思います。同時に、大急ぎで輸血をやっておりますので、そうであったという、今から考えても十分考えられることでしょう。フィブリノゲン製剤を投与する理由について、輸血に伴って凝固能力が下がるからというお話がありましたけども、フィブリノゲン以外にも凝固因子はあるかと思いますが。その点に関して、他の凝固因子はどのような考えでお持ちでしたでしょうか。

当時は凝固因子を取り出して別に検査する方法はありませんでしたし、そういうことはやっておりません。

製薬会社代理人：ちょっと先生の先ほどのフィブリノゲンを投与する理由としては、輸血を大量に投与すると、輸血を大量にすると、輸血の中にある凝固を抑制する成分で凝固能が落ちるので、その凝固能を高めるためにフィブリノゲン製剤を投与したという理解でいいんですかね。

いや、そうじゃありません。輸血を大量にしなければいけない体の状態であるときは、凝固能も落ちてくることが考えられるので、フィブリノゲン製剤も一緒に使いましたということです。ちょっと言葉が足りなかったかもしれませんが。

YS医師は、「大量出血を起こして来られる患者さんは皆さん、ショック状態になっておられます。ショック状態というのは、血圧が下がって心臓の動きも悪くなって、死に瀕している状態と考えてくださってよろしいと思いますが、まず、輸血をするというのが第一選択の方法だというふうに考えております」と証言し、輸血に伴って行う処置については、「大量の失血といいます血を失った状態で、輸血をしますと体の中の凝固機能も落ちてきますので、出血が収まりにくいという状況になりますので、凝固能を促進させる薬も一緒に使うということは十分あり得ます」と出血性ショックに対する基本的な治療方針を述べました。

さらにYS医師は、大体五〇〇cc以上の出血があってショック状態になっていれば、大量出血を起こしていると判断し、輸血を大量にやる場合には、必ずと言っていいほどフィブリノゲン製剤を使っていたと証言しました。

ＹＳ医師の証言によれば、外科での止血対策としてフィブリノゲン製剤の適応外使用がしばしば行われていた事実が明らかです。ＹＳ医師が同製剤を投与する症例として挙げた出血性ショック（ないし循環血流量減少性ショック）の本態は、出血により体内に循環する血液が減少する結果として発生する全身の末梢等の循環障害であり、血液内の凝固因子であるフィブリノゲンの喪失が顕著に進行した状態を指す低フィブリノゲン血症等とは明確に区別される病態です。したがって、ＹＳ医師の証言は、低フィブリノゲン血症とは関連しない症例に対し、止血効果を期待してフィブリノゲン製剤が多用されていた事実を物語るものです。

3　証言で分かった臨床の現場

法廷での医師や助産婦の証言の引用が長くなりましたが、この裁判で主に何が問題となったかがお分かり頂けたのではないでしょうか。被告国は、原告が低フィブリノゲン血症に至っていたことの証明がないから、ＤＩＣスコアの点数が足りてないからフィブリノゲン製剤が使われた可能性はないと主張しました。しかし、現場の医師にとってはとにかく目の前の大量出血をいかにして止めて救命するかが全てであって、出来ることは何でもする、輸血もするしアドナやトランサミンなどの止血剤も使う、フィブリノゲン製剤もあれば使うというのが大量出血を目の前にした医療現場での実態だったのです。

医師など医療関係者の証言を考慮すれば、たとえば、母子手帳に常位胎盤早期剥離や羊水塞栓などの記載があり出血量が多量とされているような症例ではたとえカルテがなくてもフィブリノゲン製剤を使った可能性が大きいとして救済すべきだと思います。

これに対して二〇二二年（令和四年）七月一九日に東京地方裁判所が出した判決とその批判は第7章で詳しく述べます。

❖カルテがないC型肝炎原告団提訴状況一覧表

全国の原告総数七六六名・請求総額一八六億九一〇〇万円・和解成立八〇件（二〇二二年七月五日現在）

◇東京地裁での提訴状況……原告総数二七〇名、請求金総額六四億七二〇〇万円、内三二件和解成立

平成二二年一一月二九日　一次提訴（原告数一〇三名、請求金総額二三億二二〇〇万円）
平成二三年五月三一日　二次提訴（原告数五五名、請求金総額一三億五二〇〇万円）
平成二四年二月二九日　三次提訴（原告数八二名、請求金総額二〇億四六〇〇万円）
平成二四年一二月二〇日　四次提訴（原告数二九名、請求金額七億三二〇〇万円）
平成二八年一一月一四日　五次提訴（原告数一名、請求金額二〇〇〇万円）
※　静岡地裁に一名提訴（請求額二〇〇〇万円）→和解成立

◇大阪地裁での提訴状況……原告総数一六二名、請求金総額四二億三六〇〇万円、内一二件和解成立

平成二三年五月三一日　一次提訴（原告数三〇名、請求金総額七億三二〇〇万円）
平成二三年九月二八日　二次提訴（原告数四九名、請求金総額一三億四四〇〇万円）

平成二四年五月二九日　三次提訴（原告数三七名、請求金総額九億九六〇〇万円）
平成二四年一二月二〇日　四次提訴（原告数三一名、請求金額八億一二〇〇万円）
平成二四年七月二四日　五次提訴（原告数一三名、請求金額三億一二〇〇万円）
平成二七年二月二七日　六次提訴（原告数二名、請求金額四〇〇〇万円）
令和三年五月二一日　原告一〇一名に対し請求棄却判決（一審は全て終了）→一〇名控訴中
（控訴審は二〇二二年五月二〇日結審、一〇月一二日判決予定）

◇鹿児島地裁での提訴状況……原告総数三一名、請求金総額八億六四〇〇万円、内三件和解成立
平成二三年五月三一日　一次提訴（原告数二〇名、請求金総額五億七二〇〇万円）
平成二四年四月二六日　二次提訴（原告数四名、請求金総額一億円）
平成二四年一二月二〇日　三次提訴（原告七名、請求金総額一億九二〇〇万円）

◇札幌地裁での提訴状況……原告総数五一名、請求金総額一一億五五〇〇万円、内五件和解成立
平成二三年一一月一〇日　一次提訴（原告数四五名、請求金総額一〇億四五八〇万円）
平成二四年五月二一日　二次提訴（原告数六名、請求金総額一億九二〇万円）
（一審は全て終了。一名控訴、六月三〇日判決（敗訴））

◇広島地裁での提訴状況……原告総数八七名、請求金総額二一億三二〇〇万円、内一件和解成立

平成二四年四月二七日　一次提訴（原告数四三名、請求金総額九億六八〇〇万円）
平成二四年一二月二〇日　二次提訴（原告数二一名、請求金総額五億四〇〇〇万円）
平成二五年一二月二四日　三次提訴（原告数四名、請求総額一億二〇〇〇万円）
平成二六年六月三日　四次提訴（原告数一七名、請求総額四億四四〇〇万円）
平成三一年一月一〇日　五次提訴（原告数二名、請求総額六〇〇〇万円）

◇熊本地裁での提訴状況……原告総数六七名、請求金総額一七億三二〇〇万円、内四件和解成立

平成二四年五月八日　一次提訴（原告数一六名、請求金総額四億二〇〇〇万円）
平成二四年七月二四日　二次提訴（原告数二一名、請求金総額五億八〇〇〇万円）
平成二四年一二月二〇日　三次提訴（原告数一三名、請求金額三億円）
平成二五年五月一七日　四次提訴（原告数一一名、請求金額二億六〇〇〇万円）
平成二五年一二月二〇日　五次提訴（原告数五名、請求金額一億三二〇〇万円）
平成二六年八月二六日　六次提訴（原告数一名、請求金額四〇〇〇万円）

（全て終了）

◇名古屋地裁での提訴状況……原告総数九七名、請求金総額二〇億八〇〇〇万円、内二三件和解成立

平成二四年一二月二〇日　一次提訴（原告数四四名、請求金額計九億四八〇〇万円）
平成二五年六月一二日　二次提訴（原告数四四名、請求金額計九億一二〇〇万円）

平成二六年二月一四日　　三次提訴（原告数二名　請求金額計　四〇〇〇万円）
平成二六年一〇月二四日　四次提訴（原告数二名　請求金額計　六〇〇〇万円）
平成二九年七月三日　　　五次提訴（原告数二名　請求金額計　四〇〇〇万円）
令和二年八月一八日　　　六次提訴（原告数一名　請求金額計　二〇〇〇万円）
令和二年一一月一二日　　七次提訴（原告数二名　請求金額計　六〇〇〇万円）
（原告総数や請求金総額は提訴後の事情（相続・訴え取下げ等）により変動している場合があります）

C型肝炎救済特別措置法について

■C型肝炎救済特別措置法とは

○　Ｃ型肝炎訴訟は、５つの地方裁判所で、製薬企業や国が責任を負うべき期間や製剤の種類等の判断が分かれたことから、感染被害者の製剤投与の時期を問わない早期・一律救済の要請にこたえるべく、議員立法により施行（平成２０年１月１６日）。

○　特定の血液製剤（特定フィブリノゲン製剤、特定血液凝固第Ⅸ因子製剤）の投与を受けたことによって、Ｃ型肝炎ウイルスに感染された方又は相続人に対し、症状に応じて給付金を支給。**給付金の支給後２０年以内に症状が進行した場合**（※）、差額を追加給付金として支給。

【給付内容】肝がん・肝硬変、死亡：4,000万円　慢性肝炎：2,000万円　無症候性キャリア：1,200万円

○　給付を受けようとする者は、国を相手方とする訴訟を提起し、給付対象者であることを裁判手続の中で確認。確認されたら証明資料（判決、和解等）と併せて、独立行政法人医薬品医療機器総合機構（ＰＭＤＡ）に請求を行う。

請求又はその前提となる訴えの提起等は、**2023年(R5年)1月15日(法施行後15年)まで（→日曜日のため1月16日まで）**（※）に行わなければならない。

※　平成24年法改正（H24.9.14施行）：　①給付金の請求期限の延長（法施行後5年→10年）
②追加給付金の支給対象者の見直し（給付金の支給後10年以内に症状が進行→**20年以内**）
平成29年法改正（H29.12.15施行）：　給付金の請求期限の延長（法施行後10年→**15年**）

＝　仕組み　＝

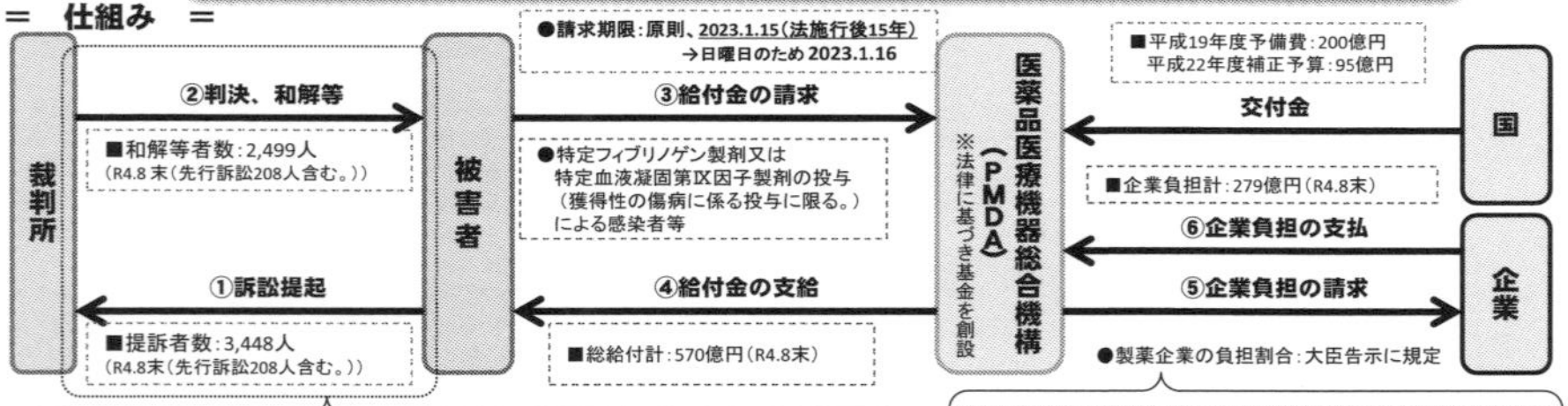

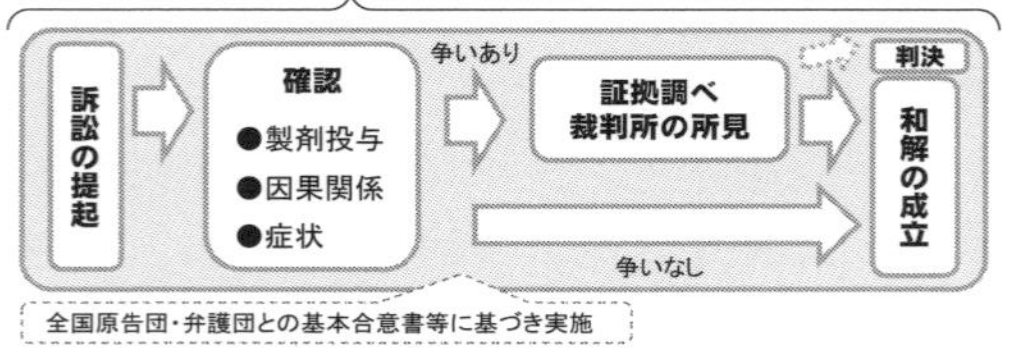

製薬企業	製剤名	投与時期 割合
田辺三菱製薬	**特定フィブリノゲン製剤** （フィブリノーゲン-BBank、フィブリノーゲン-ミドリ、フィブリノゲン-ミドリ、フィブリノゲンHT-ミドリ）	S60.8.21～S62.4.21 10/10
		S62.4.22～S63.6.23 2/3
	特定血液凝固第Ⅸ因子製剤 （コーナイン、クリスマシン、クリスマシン-HT）	S59.1.1～ 10/10
日本製薬	**特定血液凝固第Ⅸ因子製剤** （PPSB-ニチヤク）	S59.1.1～ 10/10

（厚生労働省作成のＣ型肝炎特別措置法の解説）

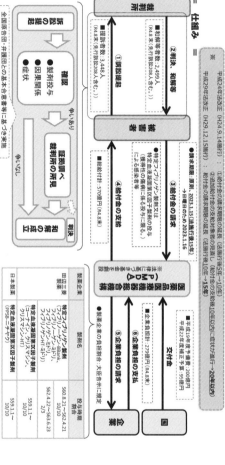

第2章　原告の声

1　救済率〇・七%の法の壁
――あなた、そのカルテお持ちですか?――

大星修也（カルテがないC型肝炎訴訟原告団　広島原告団　代表）

1　素晴らしい「C型肝炎被害者救済特措法」前文

【C型肝炎感染被害者救済特別措置法】前文

フィブリノゲン製剤及び血液凝固第Ⅸ因子製剤にC型肝炎ウイルスが混入し、多くの方々が感染するという薬害事件が起き、感染被害者及びその遺族の方々は、長期にわたり、肉体的、精神的苦痛を強いられている。

政府は、感染被害者の方々に甚大な被害が生じ、その被害の拡大を防止し得なかったことについての責任を認め、感染被害者及びその遺族の方々に心からおわびすべきである。さらに、今回の事件の反省を踏まえ、命の尊さを再認識し、医薬品による健康被害の再発防止に最善かつ最大の努力をしなければならない。

――中略――

これは、【特定フィブリノゲン製剤及び特定血液凝固第Ⅸ因子製剤によるC型肝炎感染被害者を救済するための給付金の支給に関する特別措置法（平成二十年法律第二号）】の前文です。薬害に対する国の責任を認め、平謝りに謝ったうえ、再発防止について最善の努力を、感染被害者とその遺族に誓った内容になっています。

更に後半では、

一般に、血液製剤は適切に使用されれば人命を救うために不可欠の製剤であるが、フィブリノゲン製剤及び血液凝固第Ⅸ因子製剤によってC型肝炎ウイルスに感染した方々が、日々、症状の重篤化に対する不安を抱えながら生活を営んでいるという困難な状況に思いをいたすと、我らは、人道的観点から、早急に感染被害者の方々を投与の時期を問わず一律に救済しなければならないと考える。

――中略――

素晴らしい前文で、患者の気持ちに寄り添い、早期の一律救済の必要性を述べていて、正にこの救済法の理念そのものです。

この救済法が成立した時、私の亡き母は「これで、皆、救われる」と歓喜し、涙したものでした。今、この前文を読み返してみても、正にこの通りであり、この理念のまま実行されていれば、皆、救われたことでしょう。

2　現実は〇・七％の救済率

ところが現実はそうはなりませんでした。

特別措置法の施行から、約一五年が経過しましたが、二八万人の薬害C型肝炎患者のうち救われたのは、二千人に足りません。その救済率は、僅か〇・七％。その実態は、百人のうち一人すら満足に救うことが出来ない、とんだポンコツ法だったのです。

特別措置法は、救済法としてまるで役に立っておらず、救済法の制定の理念に照らしてみて、その存在価値は「無い」と言わざるを得ません。

どうしてこの様な体たらくになったのでしょうか、前文では、素晴らしいお題目を唱えながら、何とも情けない結果に陥っているその原因は、本則第四条にあります。

（給付金の支給手続）
第四条　給付金の支給の請求をするには、当該請求をする者又はその被相続人が特定C型肝炎ウイルス感染者であること及びその者が第六条第一号、第二号又は第三号に該当する者であることを証する確定判決又は和解、調停その他確定判決と同一の効力を有するもの（当該訴え等の相手方に国が含まれているものに限る。）の正本又は謄本を提出しなければならない。

この条文の内容を解説すると、まず患者自身で、裁判をおこし、裁判所で特定C型肝炎に罹患していることを証明し、その原因が、政府による薬害被害によるものであるということを立証しなさい。その上で、裁判所の和解判決という名の《証明書》を貰って来なさい。給付金の請求にはそれらが必要です、となります。

給付金申請の手続きのプロセスに、裁判というハードルを設けたことも、何ともあこぎですが、政府の真のあくどさはこれからで、この裁判において、①カルテ（診療記録）の提出か、若しくは、②医療関係者を連れてきて、詳細な証言をさせること。このいずれかを証拠として示すよう、患者（被害者）に求めたことでした。

証明のハードルが高すぎるのです。C型肝炎発症から数十年もたってしまい、カルテの様な記録は残っていません。病院も多くは廃院となり医師も見つかりません。

母子手帳や、多量出血を伴うであろう傷病記録など、蓋然性のある証拠はあっても、それは証拠として認められません。

①カルテか、②医療関係者の証言のみです。このハードルが、鉄壁として立ちはだかりこの段階で、ほとんどの患者（被害者）は請求を諦め、泣き寝入りするほかありませんでした。

政府（加害者）は、患者（被害者）に対し「スミマセン、ゴメンナサイ、二度としません、賠償します【前文】」と謝りながら……

「僕（政府）がやった悪事を、あなた方（患者）が証明して下さい【第四条】」「いやいや、その証拠書類は認めません。僕の作ったルール（法律）に則って、立証して下さい」と開き直るのでした。

表向き、多くの国民の目に触れるであろう特別措置法の【前文】で、しっかり謝っておいて、【第四条】の仕掛けで、裁判にさえなれば、証拠提出で無理難題を要求し、ここでブロックをかけて、軒並みふるい落としてしまおう。

と考えたか、どうか定かではありませんが、ともかく、日本政府の容赦ない対応が、この特別措置法を、一五年で〇・七％の救済率というポンコツ法にしてしまいました。

曲がりなりにも救済法と名乗るからには、もう少し役に立つべきではないでしょうか。国費を使って制定・施行された法律なのですから、その趣旨に基づいて、苦しんでいる国民を救済してもらいたいものです。

消防署を作っても、火を消さぬのでは意味がありません。救済しない救済法に、何の価値があるというのでしょう。救われない患者の苦しみは、今も野火のように燃え広がっています。

3　政府は誰一人救う気はなかった

「不安を抱えながら生活を営んでいるという困難な状況に思いをいたすと、我らは、人道的観点から、早急に感染被害者の方々を投与の時期を問わず一律に救済しなければならないと考える」

これだけ多くの苦しんでいる患者がいて、時間も経っているのに、一向に救済率の上がらない救済法に対して、何ら問題にしないのは、国会議員の怠慢ではないでしょうか。

〇・七％の救済率に留まっているというのは、どこかに、何か、大きな欠陥が有るのです。それを、正常に機能させるように修正して、国民を救うために役立たせてこそ、政治のあるべき姿なのではないでしょうか。

もっとも、ここまでの主張は、患者（被害者）側から見ての話であって、政府（加害者）の立場からすれば真逆です。この救済法は、かなり良い仕事をし、とても役に立ったのでしょう。何と言っても、九九・三％の防御率です。

手を変え、品を変え懸命に戦いましたが、風穴一つ開けることが出来ませんでした。このパーフェクトゲームの功労者である【第四条】を見ると、つくづく、日本政府は「誰一人救うつもりはなかった」と思わずにはいられません。

「もとより救う気など、さらさら無いわ。まずは、裁判に持ち込め。そこで、時間を稼げば、どうせ長くはもつまい」という日本政府の狡猾さと、下品ぶりが　透けて見えるようです。

特別措置法が出来ると決まった日のニュースを見た、母の顔が思い出されます。喜びにあふれ、安堵の表情を浮かべていました。

この国は、理不尽で、とてもむごい仕打ちをしたのです。

私は、本来、愛国者で、この国は美しい国であり、守るべき祖国であると思っています。今回、この様な内容で、日本政府の無慈悲な行いを記しておこうと思ったのには……

それは、「薬害は意外と身近にあって、また、必ず起こるということ。そして、その被害者には、誰でもなり得る」ということを、この裁判を通じて強く感じたからです。

毎年毎年、新たな病気が生まれていて、そのための薬やワクチンが、毎年毎年、新たに開発されています。

人が作り出すものであり、その効用や影響が数十年後に、どの様な形で現れるかなど誰にも分かりません。

「急ごしらえのこの薬、危険かも知れない」と思いつつも、社会生活を円滑に営むため、ベストではないが、ベターな選択として接種せざる得ない場面も起こりうることでしょう。その様なとき、どうか私達のことを思い出して欲しい。

「あなた、そのカルテお持ちですか?」この国、優しくないですよ。

2　お医者様の協力を得る難しさ

辻あゆみ（熊本県）

昭和五四年、私が一二歳の時に九州の大学病院で心臓の手術を受けました。主治医はN先生でした。平成二〇年にC型慢性肝炎の診断を受けました。心臓手術の際にフィブリノゲン製剤を使われたに違いないと思って、カルテがないC型肝炎訴訟に参加しました。令和四年七月五日に国がフィブリノゲン製剤の投与の事実を認めて和解が成立しましたが、和解に至るまで本当に苦労の連続でした。

国は、カルテがない場合にはお医者様の証言を貰いなさいと言います。言うのは簡単ですが、実際にお医者様の証言を貰うのは想像以上に大変なことなのです。

1　個人情報保護法の壁

被害者側には重い立証責任が課せられています。カルテがない私にはお医者様が必要でした。でも、わかるのは苗字だけ。大学病院に行って問い合わせすると、個人情報保護法があるので教えることができないという回答でした。フルネーム自体が個人情報とのこと。そんなバカなことはないと交渉をして調べてくれるよう依頼しました。お医者様の名前がわかったのはそれから四カ月後でした。四カ月かけて教えてもらえたのはフルネームだけで他の情報は一切ありませんでした。フルネームだけを頼りに自力で調べるしかないんです。

2　お医者様とのコンタクトの難しさ

幸い私がインターネットを使えたことと、N先生がまだ現役で仕事をされていたことで所在地を探し出すことが出来ました。ただ、どうやってお医者様に連絡をとったら良いか、いきなり訪ねて行ったら迷惑だろうし、勤めている病院に連絡するのもどうかと気が引けました。

地元の医師会で役員をしているということもネットでわかったので、医師会宛に手紙を出し、N先生宛の手紙も同封しました。事情を事細かに書き、お医者様の協力が必要なこと、お医者様を責める気持ちはなく、手紙を読んでもらって悪意を感じるようなら渡してくれなくてもいいということを書きました。それで、医師会からN先生に手紙を渡してもらえ、先生からお電話をいただきました。

しかし、私のことは覚えてない、フィブリノゲン製剤を使っていた記憶もないということでした。手術から三〇年を超えてのこと、覚えてないのが普通です。私はそこで一旦諦めました。

3　意見書を書いてもらうまで

私は諦めたのですが、弁護士の先生がもう一度聞いてみようとおっしゃって、弁護士の先生からN先生に連絡を取ってもらいました。そしてご自宅に伺うことになりました。三十数年ぶりにお会いする先生は、話し方や雰囲気は昔のままでした。私は覚えているのに先生は私を見ても思い出しては貰えませんでした。そして電話と同じ回答で使った記憶はないとおっしゃいました。

でもまた何か聞きたいことがあればという言葉はいただけました。私を思い出してもらえるように陳述書や当時の大学病院の配置図、心臓外科におけるフィブリノゲン製剤に関する論文、大学病院におけるフィブリノゲン製剤についての論文等、資料を前もって郵送して二度目の訪問をして、私に使ったということではなく、当時心臓手術で使っていなかったか?使った可能性はないか?と、尋ねると「そういうことなら使った可能性はある」と言ってもらえました。

先生の奥様が私のことを覚えていてくれて、協力的で私に関する論文を探してくれました。ご自宅に伺うと毎回お茶とお菓子を用意してくださり、駅まで送って下さいました。先生と奥様と私と三人でコーヒー飲みながら、「当時は普通に使ってましたよね」、「僕はよく注射器を使ってしてたよね」という会話をされてました。

使った可能性はあるけど確証はないということで、自信をもって意見書を書くには資料をもっと用意して、時系列でわかりやすく整理してといろんな指示を受けました。意見書にサインを書いてもらうのに四年の月日と弁護士の先生同伴の七回の訪問が必要でした。最後には証人尋問にも協力するとおっしゃってくれました。

4　証人尋問での嘘の証言

意見書にサインをしてもらってから証人尋問まで一年が過ぎました。ところが、肝心の法廷では、意見書とは全く逆にフィブリノゲン製剤を使った覚えはないと証言されました。先生は、「昔の友人に電話したら、あまりかかわらない方がいいよと言われたんだ。力になれなくてごめんね」と言い訳をされました。先生の突然の裏切りに私は目の前が真っ暗になりました。

5　嘘の証言を覆す苦労

嘘の証言で負けたくはありませんでした。証人尋問がいかに嘘だったかということを全て資料を添えて反論しました。ただ、いくら反論しても法廷での証言が一番重要視されるので覆すのは難しいとのことでした。

でも奇跡が起きました。裁判所が私の反論を認めて、先生の法廷での証言は信用できない、四年かけて先生、弁護士、私の三人が協力して作った意見書のほうが信用性があるとした所見を出してくださり、国も認めて和解できました。

6　特別措置法の改正を

国はカルテがないなら医療関係者の証言を貰ってきなさいと簡単に言いますが、私の例を見てもとても大変なことなのです。三〇年も四〇年も前の手術や出産を担当してくださったお医者様がご存命でいらっしゃるかどうかもわかりませんし、ご存命でも所在を探すのが一苦労です。私の場合には手術が大学病院でしたからまだよかったですが、個人病院だと廃院になっていることも多く探す手がかりすらないことも多いです。

やっとお医者様を探し当てても全く協力していただけないことが多いです。そんな昔のことは覚えてない、裁判なんかにかかわりたくないと断られます。高齢で認知症になったり施設に入っておられてお話が出来ない場合も多いです。

やっと「使った可能性がある」という一筆をいただいても法廷での証言は断られることがよくあります。さらに法廷で証言してもらっても私の例のように横槍が入ってちゃぶ台返しになることもあります（東京地裁で私を含めて二件あったと聞いています）。

カルテが廃棄されて存在しないことも、お医者様が高齢化して協力が得られないことも患者の責任ではありません。三〇年も四〇年もこの薬害を放置してきた国と製薬会社の責任だと思います。患者（原告）に無理な立証を求める特別措置法を是非改正していただきたいと思います。

3　裁判を振り返って

村上優子（仮名、大阪府）

私は、昭和六一年四月に大阪府内にある個人病院で長男を出産しました。常位胎盤早期剥離で帝王切開による出産でした。出産後体調を崩し非A非B型肝炎と診断され後年C型慢性肝炎と診断されて今日に至るまで治療を続けています。長男の出産の際にフィブリノゲン製剤を使用されたに違いないと思い、平成二二年にカルテがないC肝炎訴訟に参加しましたが、令和四年七月に敗訴の判決を受けました。足かけ一二年に及ぶ裁判を振り返ってみました。

出産当日の事は、今でも鮮明に記憶しています。

「まだ男の子か女の子かもわからないから白っぽいのを買っておいたよ」と母が準備してくれた新生児用の産着を広げ、産まれてくる我が子に会える日を楽しみにしていたそんな時、気になっていた下腹部のチクチクする痛みが激痛に変わりました。陣痛だと思い込み、病院へ行きました。

主治医が内診した途端飛び散る程に出た血液は医師の顔や白衣を真っ赤に染め、その様子は仰向けに寝ていた私にも確認できた程大きなお腹で遮られた視野にも映る噴出でした。

常位胎盤早期剥離。すぐさま緊急帝王切開となり、赤ちゃんは仮死状態で産まれました。恐ろしい体験でしたが、まさか三五年後に裁判沙汰になるとは思いも寄らず、術中の経過やその他の詳細が何ひとつ記載されていない母子手帳を渡されても何の違和感も覚えず退院したのです。

悲劇はそこから始まりました。私の体調の変化にいち早く気付いてくれたのは父でした。「顔が黄色いぞ」退院から二週間後の事でした。内科を受診し、そのまま救急車で総合病院に搬送され、出産時の輸血が原因の非A非B型肝炎との診断が下り、子供を母に託し、長期の入院生活が始まったのです。

肝機能の低下を示す数値は四桁になり、今週いっぱいが山かも知れないと主人には告げられたそうです。入院中は、倦怠感が酷く、母乳を搾乳器で絞って捨てる程度の事も儘ならず乳腺炎を繰り返し、子供に会いたいという気持ちも忘れてしまう程肝炎の病状は進みました。

子供を託した母は当時五〇代半ば、二四時間体制の育児が母の身体に与えた負担がどれ程のものだったか、当時の母の年齢を超えた今、改めて感謝せずにはいられません。また、若かった私達夫婦の経済力では、長期の入院費用は賄えず、両親には肉体的にも経済的にも負担をかける事になってしまいました。

二度の入退院を繰り返し、最終的に子育てが出来る様になった時、子供は一一カ月になっていました。知らない人に誘拐でもされたかの様に泣き叫ぶ我が子との戦い。子供と二人、毎日泣きました。

乳児との関わりが持てなかったことにコンプレックスを感じながら、第二子を妊娠した時のことです。初めての検診で医師が主人に言ったのです。「肝炎は母子感染以外にも体液で感染するから、あなたも注意して下さいね」と。その日から私達は夫婦ではなくなりました。

第二子は私ひとりで産み、離婚後は子ども達を保育園に預け、男性並みに無我夢中で働きました。主人を憎み、病気を恨み、人を羨み、思いをぶつける場所もないまま、自分の描いた未来とはかけ離れた時が過ぎ去りました。

C型肝炎訴訟？　出産時？　止血剤？　フィブリノゲン？

輸血が原因だと思い込んでいた私は、報道を見ても当初はピンと来ませんでしたが、フィブリノゲン製剤の小さなガラス瓶が画面に映った時の血の気が引く感覚は今でも忘れられません。私の頭上にぶら下がっていた小さなガラス瓶に似ていたからです。

公表されたフィブリノゲン製剤納入機関には私が出産した病院の名前がありましたが、カルテの保存期限五年を遥かに超えていました。公表時期は悪意としか捉えられませんでした。

カルテが無い！　カルテが無い！　カルテが無い！

どこに問い合わせても私の過去は全て抹消されていました。

病院への問い合わせには高い壁があります。一度目に問い合わせて邪険に扱われると、二度目は問い合わせにくくなってしまうからです。また貴方ですか！　という気持ちがこちらにも伝わりますし、窓口だけで電話は切られてしまいます。

名前や詳細を言う前に、フィブリノゲン製剤と聞くだけで、カルテはありません！　と言われる場合もありました。

この様な経緯から私達は被害者であるにも関わらず、証拠を探す事に罪悪感さえ覚える様になります。そして怒りの矛先さえ見失うのです。

慢性肝炎の身体を抱えて、仕事を持ち家事や育児をこなし、証拠探しに明け暮れる日々から逃げる様に、私達原告のほとんどは民事訴訟の何たるかも知らず、すがる思いで弁護士に助けを求めざるを得ませんでした。

そもそも利益があるから証明責任を負うことが、薬害C型肝炎訴訟に相応しいのでしょうか。補償を受けることは私達の権利です。戦後最大と言われた薬害の大罪の責任を果たし切らず、通常の損害賠償事件と同等の証明責任を求められることには怒りしかありません。

私達の様に救済から漏れた被害者を救う為に立法された救済法が、福田元総理の一律救済の理念から外れ、間違った方向で運用され続けていることは裁判での和解率の低さが明確に示しています。カルテが破棄されたことにより、何の証拠も持たない被害者にとっては、特別措置法は棄却法としか言いようがありません。

裁判では、私の記憶の限りを全てお話ししましたが、私の主張は全て本人の主観であり三五年前を記憶していることこそ不自然だ。輸血や他の感染原因が否定出来ないとのジャッジが下されました。

都合の悪いことを隠蔽し、もっともっと早い段階で全てを公表すべき責任を怠り、その結果私達の過去は抹消されてしまいました。それでもなお証拠を出せというスタンスを崩さない被告国と製薬会社には強く強く抗議したいです。

危険と知りながら売り続けたクスリで沢山の人間の命を奪っても、患者のほうで証拠を出せと言う対応は決して許すことはできません。

私の人生は、Ｃ型肝炎に感染した二四歳で止まったままです。
健康な身体を持つ人
幸せな結婚生活を送る人
高齢になった今、子供達や孫の成長を喜び合える伴侶の居ないこと
偶然カルテが見つかって救済の機会が訪れた方
真摯に対応して下さる医師に巡り合うことが出来た方
平常心では居られない程のジェラシーを抱えながら苦しみ生きた三五年は、健康を奪われただけではなく、心まで貧しいものに変えてしまいました。

それでも母として、この苦しみが私で良かったとせめて子供たちの幸せだけは薬害によって侵されることがない様にと心の底から願って止みません。

辛くて苦しくて　淋しくて、よく泣いた人生でした。

感染前の健康な身体で、自分の敷いたレールの上を歩きたかったです。

長年戦った裁判は、もう一度生き直したいという最後の希望をも奪われた結果に終わりました。

薬害は、私から沢山の大切なものを奪いました。

運が悪かったと諦めるには、あまりにも残酷ではありませんか。

4 病院から協力を断られました

恵 裕子（仮名、東京在住）

東京地裁の判決文を読みました。長い間待っていた私の気持ちに応える内容ではありませんでした。私は一九八八年一〇月、長男の出産時に大量出血をしたために輸血と止血措置を受け、のちにC型肝炎を発症しました。止血のためにフィブリノゲン製剤を使用されたことがC型肝炎ウイルスに感染した原因だと思っています。

妊娠中は、前置胎盤の出血で一度自宅療養、二度入院し、半年間休職しました。出産は「胎盤の位置がズレてきたから下から産めそうだ。何かあったら途中で帝王切開しよう」と医師から言われて普通分娩になりました。母子手帳には、「出血量多量一四〇五㎖」の他、「高年初産、分娩第二期遷延、会陰切開縫合、鉗子術、胎児仮死、臍帯頸部巻絡一回」と記載されています。

病院の説明では、出産の翌日翌々日にも計五六〇㎖以上の出血が続き、歩くことも出来ないため再び輸血をしたとのことでした。

病院で見つけてもらった分娩原簿には、「高年初産、会陰伸展不良、出口部狭窄、第Ⅱ期遷延、胎児仮死、臍帯頸部巻絡一回、頸管裂傷、裂傷縫合、硬膜外麻酔」などのほか「輸血後肝炎」の記載があります。

非A非B型肝炎（のちにC型肝炎と診断されました）の診断を受けたのは、最後の産後検診一九八九年一月でした。すぐに入院するよう言われました。

入院に先立ち、肝炎に感染した原因や今後について、担当医師、産科部長、事故担当者と私達夫婦とで話し合いを持ちました。

話し合いはもっぱら輸血後肝炎に関してでした。医師からは「お気の毒でした」「産科医が一〇〇人いれば九五人はこの出産は産科学的に間違いないと言われるでしょう」「病院では輸血用血液を用意してあったので命が助かりました。これは良かったと思います」など言われました。素人の私達夫婦は、出血は縫えば止まるとしか考えておらず、大量出血の止血のために薬を使う事があること、ましてその薬が原因で肝炎ウィルスに感染することなどは全く知らず、質問もせず、病院側からも止血の説明はありませんでした。

当時はフィブリノゲン製剤が肝炎の原因になるという認識はまだ広まっておりませんでした。病院側は「アフターケアはする」「国家レベルで救済する」と言いました。

判決では、この話し合いの中で止血のためのフィブリノゲン製剤の話が出なかった事こそがフィブリノゲン製剤を使用しなかった証拠のように結論付けられました。しかし、当時フィブリノゲン製剤がC型肝炎ウイルスの感染源だという認識が全くない私達が止血剤について話題にできるはずがありません。

私が出産した病院は都内で有数の大きな産婦人科病院で、今では年間一〇〇〇人の出産を手掛けているようです。

製薬会社が公表しているフィブリノゲン製剤の納入リストによれば、この病院は記録が残っている一九八〇年から二〇〇一年までの間に合計一八七本のフィブリノゲン製剤を購入しています。特に私の出産の前年である一九八七年には四五本も購入しています。

しかし、カルテがないC型肝炎問題が発生した時、病院として「カルテがないからフィブリノゲン製剤を使用したことは認めない方針」を固め、使用を「一人も認めていない」と病院の事故担当者から聞きました。「フィブリノゲン製剤は納入していたし、確かにC型肝炎患者は発生していたけれど、証拠がないから」と一切協力しないという姿勢でした。

私は、二〇〇八年二月に担当医師にフィブリノゲン製剤に関する問い合わせの手紙を便箋一五枚に一一点の参考資料を同封して出しました。返事は「カルテがないから分からない。仮にフィブリノゲン製剤を投与されたとしても、輸血も受けているのでどちらが原因か判断は困難」というものでした。

さらに二〇二〇年に弁護士から担当医師に問い合わせたところ「私は知らない。途中で部長と代わったから。輸血を受けた事も知らなかった。部長が輸血とフィブリノゲン製剤を併用使用したか確認出来ない。部長は亡くなった。これ以上のお話は出来ない」と回答がありました。担当医師が途中までしか関わっておらず部長に交代したなどという話は初めて聞きました。

現場の医師は、病院の方針に従ってC型肝炎の問題には一切関わらないという態度になったのではないでしょうか。私の担当医師は出産を前半しか担当していませんでした。部長のご存命中に部長に繋げて頂けたら、もう少し詳しいお話が聞けたかも知れない、部長は出産にも話し合いにも立ち会った方だからと思うと、その機会を奪った前半担当医師の判断に残念な気持ちでいっぱいです。

「輸血とフィブリノゲン製剤の使用は部長が決めた。よくセットで使っていた」と病院関係者が言っていました。病院の方針で「全員認めない」のだから、自分が適当に答えておけば良い、部長に繋げる必要はない、と部下の前半担当医師が考えても仕方ないかも知れません。

C型肝炎特別措置法は、カルテに匹敵するような証拠を、患者が自分で探し出し立証しなくてはならない仕組みです。担当医師も三〇年も昔の事を尋ねられても返事は難しいでしょう。私のように、フィブリノゲン製剤の投与によるC型肝炎感染の事実を一切認めないという方針を決めた病院や医師に協力を求めるのは不可能です。

私はフィブリノゲン製剤のせいでC型肝炎になり、離婚し仕事を失い、たくさん重荷を背負い、山のように悲しい事が続く人生でした。

救済された方達は、運良く証言や資料を見つけ出された方達で、私のように本当はフィブリノゲン製剤を投与されたのに認めて貰えなかった患者はもっとたくさんいらっしゃると思います。

カルテが残っていたおかげで和解が出来た二〇〇〇人以上の患者の例を分析して、同様の症例の患者を救済する新しい法律を作るなど発想を変えないと一律救済は名ばかりだと思います。

第3章 いろいろ尽くしたけれど救済されなかった事例

第3章では、私たち弁護団が提訴していろいろと主張や立証を尽くしたものの、救済に至らなかった方々について、そのごく一部をご報告します。

このカルテがないC型肝炎訴訟では、「カルテがない」と言うようにカルテなどの直接の証拠は存在しないものの、それ以外の周辺の事情からフィブリノゲン投与を裏付ける事実の立証に努め、救済を求めてきました。

とはいえ、元々が昭和四〇年代、五〇年代という何十年も昔での出来事であり、証拠集めにはどの弁護士も非常に苦労しました。

とくに医療関係者の協力が得られれば大きく状況が変わるため、まずは当時の担当医をはじめとした医師の協力を得ることができないか、東奔西走してきました。また、偶然、有力な証拠が見つかり大きく状況が傾くこともありました。けれども、大部分のケースでは、医師のところに面会に行けば追い返され、そもそも手紙や電話をした段階ですげなく断られるケースが大半でした。

特措法の衆議院付帯決議にある、投与の事実等の証明にあたっては「本人、家族等による記録、証言等も考慮すること」との文言を頼りに丁寧に陳述書を作成するなどして、当時の状況などを立証しようとしたケースもありましたが、実際には非常に厳しい結果となっています。

そんな全国の弁護団の苦心したにも関わらず救済されなかった実情についてご一読ください。

（弁護士　早田　賢史）

1　やれる限りの立証をしたものの敗訴した（出産）

B子さん（仮名）

弁護士　西村　武彦（札幌）

娘を北海道の人口三万人ほどの町の医院で産んでいたB子さん（仮名）は、一九七八年三月一九日午前七時四〇分、長男を出産しました。ところが、出産後出血が止まらなくなったことから止血剤で命を救われました。しかし、裁判所はフィブリノゲン製剤の投与を否定しました。

主治医の医師は二〇〇七年閉院をし、医院に保管していた大量のカルテ・温度版・レセプトなどを全て焼却処分していました。私達が弁護団を立ち上げたのが二〇一〇年で、提訴は二〇一一年です。主治医はご存命でしたが、証言できる体ではなく、提訴後しばらくして亡くなりました。B子さん夫婦は、二〇〇八年一月一五日と二月二〇日の二回、主治医と面談をしています。主治医は「出血がひどいときには使いました。良い薬でしたから」という一般論は説明してくれましたが、原告に「使用したかどうかは記録がないからわかりません」と断言された、ということでした。

B子さんの夫は高校の教員で、生徒にとても慕われた教員でした。そこで、B子さんの夫は、当時の教え子達に、この産婦人科医院で働いていた医療スタッフを知らないかと聞きました。その結果六人の教え子が、名古屋市、札幌市、富良野市、岩見沢市、旭川市、名寄市から協力をしてくれました。そして、なんと六人の元職員・元看護助手、薬剤師を探し出してくれました。私は北海道内に居住するその六人全員に会いました。ただどなたも高齢で、ご記憶は薄れていました。二〇一五年二月一九日に証人三人、二〇一八年一一月二一日に原告夫婦、一一月二六日に証人二人、合計七人の尋問をしましたが、裁判所はフィブリノゲン製剤の投与を認めませんでした。

看護助手達は、「医院で輸血をする場合には旭川日赤に電話をして持ってきてもらいます。旭川から輸血が届くまでは一時間以上かかります。そこで先生は、地下のむろという半地下の部屋の中の、カギのかかった冷蔵庫からフィブリノゲン瓶を出してきます。そして点滴をします。つめたいフィブリノゲン製剤の瓶を人肌に温めるため、私は下着の下にその小さなビンを抱いたこともあります」と教えてくれました。ただ、実際の使用の場面については、証言をしてくれた皆さんは記憶がないということでした。

B子さんの母子手帳には一〇〇〇㎖の出血とありました。また、弛緩性子宮出血と記載されていました。B子さんは、「出血で意識が遠のく中で綺麗なお花畑をみましたよ」と教えてくれました。分娩室の前に出産を待っていたB子さんの夫は、赤ん坊の鳴き声が聞こえたあと、いつ赤ん坊に面会できるかと、廊下で待っていると、突然医師の大声が聞こえました。そして、分娩室から看護婦さんが飛び出してきて二階に駆け上がり、すぐ白いタオルのようなものに包んだアイスノンを持って降りてくるのを見ています。看護婦に声をかけても、「あとで先生がご説明します」とだけ言って、看護婦は分娩室に入っていったのも覚えていました。夫が待っていた場所は玄関に近いため、仮に輸血が届いていれば、その玄関から搬入されるはずですが、救急車などが医院にきていません。ですから、新鮮血による輸血の可能性はありません。医院内に保存血があれば保存血の輸血をしていたかもしれませんが、弛緩性出血状態を止めたのはフィブリノゲン製剤以外にはないはずです。

協力をしてくれた夫の教え子達のフットワークには本当に驚愕しました。弁護士一人だけではこれだけの人数の証言者に出会うことなど到底無理でした。

主治医が保管していた記録を廃棄したのは二〇〇七年です。「特措法」がもう少し早い時期に制定されていたら、医療記録は残っていました。そして、我々弁護団は医院の倉庫から貴重な情報を得ることができ、被害者を救済することができたはずです。わずかな時間差で救済される人と救済されない人が生まれました。理不尽な結論ではないでしょうか。国会による新たな救済が待たれます。

2　控訴審で執刀医の尋問を実施できたものの敗訴（婦人科）

H子さん（仮名）

弁護士　猪原　健弘（北海道）

一　令和四年六月三〇日、札幌高等裁判所は、H子さん（仮名）の遺族原告に対し、敗訴判決を言い渡しました。H子さんは、道央の病院で長年看護師をしていましたが、子宮筋腫に罹患していることが発覚し、昭和五五年三月四日、勤務先の病院において、子宮全摘出手術を受けました。その後、H子さんは、平成五年一一月ころ、慢性C型肝炎に罹患していることが判明し、以降、長きにわたり入通院を繰り返し、過酷なインターフェロン治療など懸命に治療を受けてきましたが、肝硬変、肝がんと進行し、平成二〇年七月五日に他界されました。H子さんは、昭和三〇年に長男、昭和三四年に長女を出産しましたが、いずれも自然分娩で輸血や止血剤も使用していません。昭和五五年三月の手術以外に、C型肝炎に罹患する可能性のある機会は全く見当たりません。

二　H子さんがC型肝炎に罹患し、長い闘病生活を送る中で、長女はいつも母に付き添ってきました。元夫であるTさんは妻を見守ってきました。C型肝炎が薬害であることが報道され始め、Tさんは、H子さんにカルテを取り寄せるよう話したこともありますが、看護師であったH子さんは当時の勤務先に迷惑がかかるとの思いから、拒んでいました。H子さんの他界後、妻の無念を晴らすべく、Tさんは、道央の病院などにカルテが残っていないか、当時の執刀医から話を聞けないか、懸命に情報を集めました。当時の産婦人科にいた医師に手紙を出したこともありました。病院からは「病理組織検査台帳」一枚のみが残っていたとのことで開示されました。出血量は判明しませんでしたが、同台帳に執刀医名が記載されていました。ただ、執刀医の行方は不明のままでした。

三　平成二三年一一月、遺族である子らが原告となり、カルテがない薬害C型肝炎北海道原告団として札幌地方裁判所に提訴しました。第一審の途中に執刀医が内地で開業していることが判明しましたが、執刀医は三〇年以上も昔の話であり、患者の具体的な記憶が全くないので尋問に協力できないと固辞し、執刀医の尋問を行うことはできませんでした。

昭和五五年の手術には、Tさんと長女が立ち会っていました。手術後、Tさんは執刀医から呼ばれ、摘出した子宮のこと、輸血をしたこと、出血を抑える新しい薬を使ったこと、新しい薬の名前はフィブリノゲンという血液製剤であることなど様々な説明を受けました。退院後、看護師でもあったH子さんから「新しく出た出血を抑えるフィブリノゲン製剤」のこと、治りも早い薬と勧められたことなどの説明を受けました。長女は、手術室から、酸素ボンベ酸素マスクを装着され、点滴がぶら下がったベッドに横たわったまま、目も閉じた状況で運ばれてきた母の姿を見て、母に付き添い病室にも行きました。

平成三〇年、札幌地方裁判所にて、九二歳のTさんと長女の証人尋問が実施されました。Tさんは高齢で体も衰えてきましたが、妻の無念を晴らすべく、執刀医から説明を受けた内容、退院後妻から受けた内容を具体的に説明しました。長女は手術前後の母の状況、母の闘病生活のことなどを説明しました。

また唯一開示された病理組織検査台帳には、「貧血強度にて内科受診、月経痛もあり」と記載されており、H子さんは子宮筋腫による不正子宮出血を伴いやすい症状にあったことも推認されました。治療の通院記録から看護師であったH子さんが昭和五五年に輸血を受けたことを話していることもわかりました。しかし、令和二年一一月、札幌地裁は、製剤の投与を否定し、敗訴判決を言い渡しました。Tさんは、判決の写しが自宅ポストに入ったままの状態で、札幌地裁の敗訴判決を見ることなく、急逝されました。

四 子らは、母の無念、第一審判決を見る直前に急逝した父の無念を晴らすべく、控訴を決意しました。内地にいた執刀医が営んでいた医院が閉鎖したことを知り、再度、証人尋問への協力をお願いしました。その結果、令和三年一二月、札幌高裁において、ビデオリンク方式による執刀医の証人尋問が実施されました。執刀医は、四〇年以上も大昔の話なのでH子さんの手術の具体的な記憶は全くないとしたうえで、産婦人科医にとって、フィブリノゲン製剤ができた当時、「とても効果のあるいい薬」がようやく「できた」との思いであったこと、国や製薬会社からも推奨され、執刀医自身、積極的に病院に発注してもらい、多数ストックして、産婦人科において積極的に使用していたと証言しました。また、手術中、患者のフィブリノゲンが足りているかどうかその数値は調べるものの、その結果を待っていたのでは遅く、臨床現場では出血量や血液がさらさらかどうかの状態を見て、DIC（播種性血管内凝固症候群）になってしまう前に、直感的経験的に早め早めにフィブリノゲン製剤を投与していたと証言しました。当時フィブリノゲン製剤は高価な薬だったのではないか？　との国からの質問に対し、執刀医は「お金の問題じゃない」「命が助かるか助からないかの問題だから」という思いで、患者の命を守るために本数など気にせず何本も何本も使っていたと証言しました。しかし、札幌高裁は、製剤の投与を否定し、敗訴判決を言い渡しました。

五　H子さんの遺族であるTさん、長男、長女は、考え得る手段を尽くしましたが、裁判所は、投与を認めませんでした。国は特措法で患者を救済すると言いながら、当時のカルテや執刀医の当時の記憶を要求します。しかし、問題となる手術はすべて三〇年、四〇年も前の話です。無理を強いていることは明らかです。特措法が改正されない限り、国と製薬会社による薬害C型肝炎の被害者はいっこうに救済されることはありません。

3　前置胎盤、帝王切開、出血一五〇〇㎖の事案でも駄目（出産）

笹山明子さん（仮名）

弁護士　土田　元哉（東京）

1　出産時の状況と病状など

原告の笹山明子さん（仮名）は、一九八一年六月二三日に福岡県北九州市内にあるK病院で、帝王切開術により次女を出産しました。

次女を妊娠中の一九八一年五月、笹山さんは自宅内で大量出血に襲われ、北九州市内のH産婦人科に入院しました。その際に、笹山さんには、前置胎盤（胎盤が正常より低い位置に付着してしまい、胎盤が子宮の出口を覆っている状態）の可能性があることが判明しました。入院中、笹山さんは何度も出血に見舞われ、その度に処置を受けることを繰り返していました。出血があまりにひどかった際には、主治医から母体を助けるために子を犠牲にする、と言われたものの、何とか出血が収まり、子の命が助かったこともありました。

出産予定日の直前、笹山さんは担当医から、帝王切開術の際にメスを入れる箇所がほとんど胎盤でおおわれているため、大量の出血が予想されると説明を受けるとともに、万が一の場合に備えて親族を病院に呼んでおくよう指示されました。笹山さんは無事に帝王切開術を受けて子を出産しましたが、手術中に大量出血をし、術後には増血剤を処方されました。

母子手帳には、出血量の欄に「一五〇〇㎖」と記載されていたほか、「前置胎盤」、「帝王切開」との記載もありました。このことからも、笹山さんの前置胎盤が原因となって帝王切開術によって分娩を行うこととなり、その際に大量出血があったことが裏付けられていました。

そして、次女の出産当時、K病院はフィブリノゲン製剤の納入病院でした。

なお、笹山さんには、三人のお子さんがいますが、次女の出産のときと同じような大量出血が生じたことはありませんでした。

一九九六年、笹山さんはC型肝炎に罹患している事実が発覚し、インターフェロン治療を受けました。笹山さんは高熱や吐き気、記憶力の低下などの副作用に襲われ、治療のため多額の金銭を支出しなければなりませんでした。

2　本件の推移

笹山さんがカルテがないC型肝炎訴訟に加わった後、出産当時の担当医が見つかり、運よく直接お話をうかがう機会を得ましたが、当時の笹山さんに関する記憶がないこと等を理由に、協力を得ることができませんでした。

弁護団は、笹山さんの法廷でのお話はもちろん、母子手帳の記録や日記、当時のフィブリノゲン製剤の投与に関する医学文献を手がかりに、笹山さんが次女を出産した際にフィブリノゲン製剤が投与された可能性が高く、それ以外に肝炎に罹患する原因がないことを証明しようとしました。

- 笹山さんには、少なく見積もっても一五〇〇㎖という多量の出血があり、当時の医学文献からすれ

ば、フィブリノゲン製剤が止血のため投与された可能性が十分にあること

・帝王切開術を行うことが決まっていた笹山さんについては、出産の際に大量出血が生じることは事前に予見でき、フィブリノゲン製剤の納入病院であったK病院の医師らが、出血に備えて製剤を用意しなかったとは考えられないこと

・最近の医学文献によれば、出産の際に一五〇〇㎖から二〇〇〇㎖の出血が生じた場合、希釈性凝固障害（血を固まらせて止血を促す役割を持つ凝固因子の血中濃度が著しく下がる状態）と呼ばれる危険な状態に陥ることが知られており、このことからも、凝固因子であるフィブリノゲンを製剤によって補充すべき状況にあったと言えること

などを主張しました。

しかし、国や製薬会社は、フィブリノゲン製剤が投与されたと認められるのは、患者がＤＩＣや低フィブリノゲン血症に陥り、又はこれに陥ることを予防することが必要であった場合に限られるという主張を繰り返し、笹山さんに製剤が投与されたことを認めようとしませんでした。

結果、本件では和解が成立せず、いまだ笹山さんは救済を得られていません。

これまで、別の原告の方について証言を行ってくださった医師の話によれば、医療現場ではフィブリノゲン製剤が特に効果が高い止血剤として受け入れられており、ＤＩＣなどの重大な症状になる手前の段階で、製剤を投与していた医療関係者が多く存在していました。そのような投与の実態にも関わらず、国や製薬会社は、前述の主張を維持したのです。このような立場によっては、カルテのない患者の方々の救済はほとんど不可能と言わざるを得ないのです。

4　心肺停止で救命措置したとの原告供述の信用性を否定（出産）

横山栄子さん（仮名）

弁護士　加藤　晋介（東京）

横山栄子さん（仮名）は、昭和五九年一一月二一日の三男出産の際、事前に「前置胎盤」と診断されていたこともあり、出産時の大量出血が危惧されたため、地域の総合病院に入院して出産に備えていました。

一一月二一日の夜間午前三時頃、股間が濡れている感覚から栄子さんが目を覚ましたところ、既に前置胎盤による出血が始まっており、栄子さんは慌ててナースコールで看護師を呼び、直ちに分娩室に運び込まれましたが、ベッドを離れるときには、栄子さんの寝ていた布団の凹みには血が溜まり、栄子さんの寝ていたベッドは、血の海になっているような状態でした。栄子さんは、分娩室に運び込まれ、主治医が駆けつけたところまでは記憶があるとのことでしたが、その後の記憶はないとのことです。

帝王切開で子供が娩出された後、緊急を知らされて駆けつけた栄子さんの夫の孝さん（仮名）は、子供が分娩室から出された後も長時間に亘って待たされ、ようやく栄子さんが分娩室から出てきた後に、主治医から「出血多量で危なかった。心肺停止状態になって、あらゆる救命措置を講じました」と言われたそうです。

栄子さんは、その後順調に回復しましたが、その母子手帳には「全前置胎盤」という大量出血の原因となる基礎疾病が記載され、出血量についても異例なことに、わざわざ母子手帳の「出産の状態」欄に「赤字」で「二〇〇〇㎖（↑）」と記載され、分娩室以外での入院病床で既に大量出血があったことをうかがわせる記載がなされており、「輸血量一〇単位（二〇〇〇㎖）」との記載もありました。そして、出産後の主治医の説明でも「心肺停止状態となり、あらゆる救命措置を執りました。止血のために、血液と同じ成分の薬を使いました」との説明を受けています。これだけでも、十分にフィブリノゲン製剤の投与は推定されそうなものですが、その後、栄子さんは退院後三週間ほどして術後の急性肝炎を発症しています。従って、この三男出生の際にC型肝炎に罹患したことは明らかです。

ところが判決は、この様な前置胎盤による先行する大量出血を軽視して、「心肺停止にまで至ったのなら、母子手帳にその様な重大な出来事が記載されていないのは不自然であるし、栄子さんが分娩室で意識を失ったのは帝王切開のための全身麻酔によるもので、出血性ショックには至っておらず、また、全身麻酔の下では呼吸器による呼吸管理である以上、人工呼吸等の心肺停止措置がとられたことは不自然で、栄子さんの供述には信用性がない」として、止血措置がとられたこと自体も否定しました。そして、輸血によるC型肝炎罹患の可能性があるとして、フィブリノゲンの投与の事実は認定出来ないと結論づけてしまったのです。

当時の主治医は、栄子さんの出産の二年後に死亡していましたし、病院から聞き出した他の医師の所在も追い切れず、また医療関係者の証言も得られませんでした。そして、この総合病院からは、「大量出血・DIC発症の危険があるときにフィブリン投与をしていた」という一般的回答があったに止まり、投与の事実を認定してもらえませんでした。

大量出血の基礎疾病があり、異例な程の出血量があって、出産後肝炎に罹患したという本人の供述もある本件で、医療関係者の意見書や証言がないということだけで「投与の事実」が認定されないことについては、所見で救済された原告らとのバランスからしても、弁護団としては到底納得出来ません。

5　子宮筋腫でC肝になった患者の苦悩（婦人科）

島洋子さん（仮名）

弁護士　山口　広（東京）

一九三一年生まれの島洋子さん（仮名）は、一九七三年七月に旧知のO医師を頼って、A病院でO医師の手で悪化した子宮筋腫の摘出手術を受けてC型肝炎に罹患しました。O医師は島さんの夫の同級生でした。その縁で島さんの子三人の出産はO医師の父上に取り上げていただきました。そんなことから、最も信頼できるO医師に出血多量になりがちだと聞いていたこの手術をお願いしたのです。

しかもかねて島さんは血が止まりにくいということもあって、O医師は緊急輸血に備えて親族数名が手術の時病院に待機するよう指示しました。島さんは一九八五年には血小板減少性紫斑病という止血しにくい病気という診断を受け、一九九〇年にC型肝炎の診断を受けました。

島さんは二〇〇五年六月に七三歳で死去。島さんの姉は八九歳、兄は九一歳でなお健在。妹も八五歳で元気。C肝にならなかったら九〇歳になった今も元気だったのにとお子様たちに惜しまれています。

この手術の時、大量出血の時の輸血に備えて、当時小学生だった二男のS氏も他の親族と共にA病院に駆けつけたことを鮮明に覚えています。

島さんの手術を担当したO医師は、一九九八年四月に死去されています。しかし、A病院の二代目院長のA医師は、手術当時の手術記録やレセプトなど処分して全く残っていないが、同病院では「輸血をするような大出血の場合にフィブリノゲンを使ったと聞いている」とともに、「血小板減少性紫斑病を合併していたなら出血が多くなった可能性はある」とメールで回答をいただきました。

島さんはC肝と診断されてからも、高齢だったためインターフェロン治療に耐えられないとのことで肝庇護剤の投与をするだけの治療しかできず、徐々に全身状態が悪化しました。

被告国の主張は、子宮筋腫手術で大量出血が生じることはまれだし、一九七三年（昭和四八年）当時血小板減少性紫斑病だった証拠はないから（その診断をされたカルテは一三年後の昭和六一年）上記A医師のメールは関係ないというものでした。残念ながら本人は死去しているので証言できません。しかし、A病院のフィブリノゲンの投与方針があって、O医師は大量出血を予見し、血が止まりにくい持病を抱えていた島さんに投与された可能性は高いと思われます。

そんなことから島さんの相続人は地裁判決に納得できず控訴する決意です。

6　忙しいエリート医師に協力を拒否された苦悩（整形外科）

M氏（仮名）

弁護士　山口　広（東京）

M氏（仮名）は、昭和六三年八月、バイクで通勤途中に交差点を右折してきたワゴン車にはねられて右大腿骨転子部（太もも部）骨折の重傷。都内の都立病院に搬送されて即入院。一週間安静で骨折部分の牽引固定をした上で、後に東大医学部出身の若手のN先生が主治医の写真のボルトとナット（一〇六頁参照）を患部に挿入する手術を受けました。

全身麻酔で意識がなかったM氏は、手術の時のことは全く記憶がありません。ただ、手術室の外で緊張して待っていた妻Kさんに、手術担当の若手のN先生が手術の前に「これは大手術なんです。出血多量になるかもしれないから、その時は輸血が必要になるかもしれません」と言われました。また手術後にその先生が手術後のレントゲンを見せながらハイテンションで「手術はバッチリうまくいきました。成功です」と言い、X線写真を見せつつ「見て下さい。ちゃんとボルトが入ってます。大量出血が避けられない手術ですが、思ったより少なかったので輸血はしませんでした。でも血液製剤を使いました。出血を止める薬です」と言われたことを妻Kさんははっきり記憶しています。

幸い手術は成功して、M氏はその後この骨折のことは、ほとんど忘れるくらいに障害がなくて済みました。

ところが平成五年七月、最寄りの区役所から三五歳健診の案内があったので受診したところ、肝機能異常の診断でした。近くの専門医から非A非B型肝炎とされ、その後HCV抗体陽性、つまりC型肝炎と判明したのです。

それからはインターフェロン投与による副作用など治療、C肝ウイルスとのたたかいの日々。肝臓がんも繰り返し発症し、手術を繰り返し受けています。

そんなM氏は、C肝特措法のことを知って、知り合いの弁護士に相談してN医師にアプローチするなどしてもらいましたが、かかわりを一切拒否。やむなく当弁護団に依頼されました。担当弁護士は、N医師が開業して骨折治療の専門医として忙しくしておられることを調べて、何回も手紙と電話で面談を求めました。とても忙しくしていらっしゃる医師で、「来られても困る、何ですか」と昼休み時間に電話をかけてきたので、M氏の事情を説明。N医師は、「そんな重傷の大腿部骨折ならフィブリノゲン投与はしただろうね。でも私は忙しいんだ。私に何の責任もないその件で三〇分でも時間を潰すことは、外の多くの患者さんをそれだけ待たせて迷惑をかけることになる。あなたはその責任をどうとるの」とまくし立てられて電話を切られてしまいました。裁判所と被告国は、担当医の意見書だけでなく、医師が「そんな負傷だったらフィブリノゲンを投与するのが当時の私がいた病院の方針だったから投与したと思う」と証言しないと救済対象にしてくれない実情でした。

担当弁護士は再三手紙でお願いし、N先生の電話でのお話を意見書の下書きとして送ったのですが、結局協力をいただけませんでした。

手術に立ち会っていた先輩・後輩の医師も八方手を尽くして探し続けています。このような割り切り

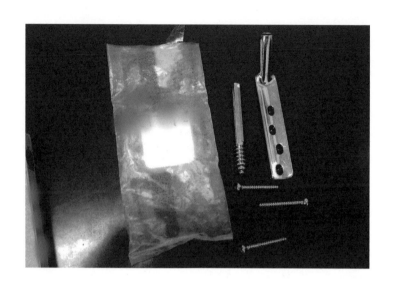

の厳しい医師の協力を得るのがむつかしい場合、救われる道がないのはあまりにも理不尽。弁護団としてはそう強く思っています。
なお、M氏は、N医師の外の医師で同都立病院でのフィブリノゲン投与方針を証言して下さる医師が見つかることを期待し、その時再び訴訟で救済を求める途を残すため、弁護団の統一訴訟原告としては判決を受けず訴訟を取り下げました。

7　医師が打合せと異なる証言をしたため救済されず（消化器外科）

西田修さん（仮名）

弁護士　奈良　泰明（東京）

西田修さん（仮名）は、潰瘍性大腸炎との診断を受け、昭和五九年一二月にK病院（消化器科）に入院しました。入院から二週間程度経過した時、西田さんの容態は悪化して、下血が止まらない状態となりました。

その後、西田さんは、K病院にてC型肝炎と診断されました。

裁判では、西田さんは「フィブリノゲンの投与時期は、昭和五九年一二月」「投与原因は、潰瘍性大腸炎による大量出血」と主張しました。

当時のカルテや手術記録はK病院には残っていませんでしたが、西田さんの手術当時の担当医師であるO医師が協力的で、何度か打ち合わせをしました。

O医師は「西田さんの診療費請求書兼領収書を見ると、輸血料が九七〇四点となっており、これは二〇〇〇ccの輸血に相当する。これだけの輸血を必要とする出血量があったのならば、潰瘍性大腸炎のなかでは一番重い全結腸型と考えられる。私自身フィブリノゲン製剤を使った記憶がある。二〇〇〇ccもの輸血を必要とするような出血をしていることからすると、止血方法を次々と使ってきて、フィブリノゲン製剤を投与した可能性は十分ある。診療費請求書兼領収書を見ると、一二月の注射料、処置・手術料が非常に高くなっており、フィブリノゲン製剤の薬価が高いことを考えると、点数からも、フィブリノゲンを使った可能性がある」と述べられました。

そして、O医師作成の、そのような内容の意見書を裁判所に証拠提出しました。

ところが、O医師は、裁判所で行われた証人尋問では「消化器科でフィブリノゲンを使ったことがあるかわからない。私はフィブリノゲンを使った記憶はない。点数と薬価の関係は、よくわからない」と証言し、事前の打ち合わせや意見書の内容に反する証言をしてしまったのです。そのため、O医師の証言ではフィブリノゲン製剤投与の事実は認定できなくなってしまい、国は和解を拒否しました。

その後、K病院に在籍していた消化器科の他の医師に連絡を取りましたが、話を全くしてくれず、医師の協力は得られない状態です。

当初、協力的であったO医師が、尋問当日に急に意見を変えた原因は全く不明ですが、意見書どおりの証言をしていただければ、和解の可能性があったケースと考えられ、大変、悔しいです。

なお、西田さんは、今後、再び訴訟で救済を実現する途を残すため、弁護団の統一訴訟原告としては訴訟を取り下げました。

8　医師が書面尋問に答えてくれたのに認められず（整形外科）

滝原雅美さん

弁護士　早田　賢史（東京）

昭和五四年一〇月、当時高校一年生だった滝原さんは、町内会の運動会の昼休みに友人宅にバイクで行こうとしたところ、普通乗用車に正面衝突される交通事故に遭いました。整形外科に搬送されると右大腿骨複雑骨折の大けがとのことでした。病院ではギプス固定などの処置をされそのまま入院しました。入院して約一〇日後に骨折部分の修復術が行われる予定でしたが、主治医自身が足を捻挫する怪我をしたため延期となり、結局入院から約二〇日後に修復術が行われました。

修復術では、腰骨から一センチ角の骨移植をして骨折部分に埋め、大腿骨の中心部には髄内釘という金属の棒を挿入する手術を行いました。

しかしながら、滝原さんの場合、手術を行ったこと自体のカルテなどの記録がなく、当時、その手術が行われたことを裏付ける証拠を集めることから始めなければなりませんでした。そもそも、交通事故の日時の裏付けもありませんでした。そこで、病院に医療記録が残っていないか問い合わせたほか、事故の加害者の方に手紙を出したりといろいろ調査したところ、その手術当時の入院記録や交通事故の記録などは現存しませんでしたが、当時その病院に勤務していた看護助手二名を探し出すことができました。そして、滝原さんがその当時交通事故で入院や手術をしたことについて、陳述書を書いて頂きました。昭和五四年の出来事であることについても、その看護助手たちの一年目の出来事だったため、明確に覚えていると記載してもらいました。また、病院の事務長などにも当時の資料などの調査に協力してもらい、当時の病院の状況を教えて頂いたり、フィブリノゲンを納入していた可能性があることなども確認して頂きました、

病院の二〇周年誌で確認すると、昭和五四年当時、医長である上記主治医のK医師と若手のN医師一名とで常勤医師はあわせて二名とのことでした。そのため、この主治医のK医師が本件手術を執刀したことは確実でした。

主治医のK医師については、現在は都下の病院に勤務していることがわかりましたので、何度も面談に伺いました。そうしたところ、当初、当時の滝原さんについての記憶はほとんどないと言われていましたが、面会を重ねるうちに、いったん骨折の修復手術を予定したのだけど、K医師自身が足の捻挫をしたために手術が延期になったことなどを思い出してくれました。そして、その当時、フィブリノゲン製剤を糊として使用した経験があることと、本件でも使用した可能性があることを思い出してくれ、意見書に書いてくれました。

このK医師の意見書を提出しましたが、国や補助参加人（製薬会社）はこれだけでは納得せず、K医師の尋問をするように求めてきましたが、K医師から多忙であること、現在の自身の診療時間に穴をあけることはできないと、近くの裁判所での出張尋問や病院近くの会議室を借りての出張尋問でさえも応じてもらえませんでした。ただ、K医師は書面尋問であれば応じてもよいということで、書面尋問にて証言して頂き、何頁にもわたる質問事項にも誠実に答えて頂きました。

しかしながら、被告らは、K医師がフィブリノゲン製剤の使用方法を知りえた経緯や投与方針などに関する記憶が曖昧なことを強調し、また、フィブリン糊の使用が各地の病院に広まったのはミドリ十字のパンフレットの発行された昭和五六年以降だとの主張に固執して、滝原さんへのフィブリノゲン製剤の投与を認めようとはしませんでした。

そして、裁判所からの投与を認める所見をもらうことはできなかったため、やむなく新たな別の担当医などによる証言を探して、いったん取り下げるという苦渋の選択を取らざるを得なかったのです。

9　脾臓摘出の緊急大手術で大量出血（整形外科）

鈴木浩二氏（仮名）

弁護士　早田　賢史（東京）

鈴木さん（仮名）は昭和四四年八月生まれです。

昭和六一年七月の早朝、鈴木さんは、高校テニス部の練習に向かうため家から高校にバイクで向かっていました。そうしたところ、カーブを曲がり切れずに転倒して標識にぶつかり左腹部を痛打しました。近くの開業医に運ばれてみてもらったものの、顔色は青ざめたままで、血圧も九〇から六〇台と異常に低い状態が続いたため、さらに総合病院に搬送されました。その搬送先の病院でみてもらうと、「内臓の一部が破裂している」「今日中に手術しないと助からない」などと言われて、直ちに脾臓の摘出手術をすることになりました。

その日の午後には緊急手術を行い脾臓を摘出しました。その手術では二六四五gもの大量の出血をし、七〇〇㎖の輸血も行っています。脾臓損傷時の摘出手術の際には容易に出血性ショックとなりやすいとの報告もあり、止血剤としてフィブリノゲンの使用例なども報告されています。そして、鈴木さんについては、本件以外ではC型肝炎に罹患した他原因が考えにくいことからすれば、この脾臓摘出手術の際にフィブリノゲンが投与された可能性が高いと考えています。

鈴木さんは、当時の担当医らに手術のことやフィブリノゲン製剤の投与のことなどを確認しようとしましたが、担当医師の連絡先を探し出すことはできませんでした。また、手術をした病院にも問い合わせましたが、フィブリノゲン製剤は使っていないというばかりで当時の医師の連絡先などを教えてはくれませんでした。

被告国らは、出血多量というだけではDICになっていたとは言えずフィブリノゲン使用の必要があったとはいえない、主治医のフィブリノゲン製剤の投与方針が不明であるから投与も認めることはできないなどと主張して、鈴木さんへのフィブリノゲン製剤の投与を認めようとはせず、特措法に基づく和解に応じようとはしませんでした。

結局、鈴木さんについては、当時の手術のことや医師らのフィブリノゲン製剤の投与方針などを話してくれるような医療関係者が見つからなければ投与の立証はできないと考え、やむなく本訴訟をとり下げざるを得ませんでした。

10　次女母子感染⇩長女出産時以外に感染原因なし（出産）

小川真知子さん（仮名）

弁護士　只野　靖（東京）

小川さん（仮名）は、一九六四年一月ころ、妊娠五カ月で流産したことがありました。

小川さんは、一九六六年七月五日、本件病院にて、長女を出産しました。母子手帳に記載された出血量は一五〇㎖でした。

小川さんは、一九六九年五月三一日、本件病院にて、次女を出産しました。母子手帳に記載された出血量は二〇〇㎖でした。

小川さんは、一九八九年ころ、C型肝炎に罹患していることが判りました。

その後、一九九六年一月、次女の妊娠に伴って行われた検診で、次女がC型肝炎に罹患していたことが判りました（次女のC型肝炎は、幸い発見が早く、インターフェロン投与治療にて、ウイルスが減り、今のところは、普通に生活できています）。

小川さんの家族のうち、C型肝炎に罹患しているのは、小川さんと次女だけでした。小川さんの夫も、同居していた小川さんの父母も、長女も、C型肝炎には罹患していません。

小川さんも次女も、出産以外には、出血を伴うような怪我をしたことはなく、輸血を受けたこともありませんでした。

これらの事実から、最も考えられることは、小川さんが長女を出産した時に、止血のためにフィブリノゲンの投与を受けC型肝炎ウイルスに罹患し、次女出産時に母子感染したということです。

小川さんが長女と次女を出産した本件病院は、地域で最も大きな病院であり、フィブリノゲン製剤納入先医療機関でした。小川さんの夫は医療関係者であり、一〇人を超える知人の医師や医療関係者に、小川さんと次女がC型肝炎に罹患した原因について意見を求めたところ、「まず（フィブリノゲン製剤を）使ったでしょうと、ほとんどのドクターが、外科をはじめ産婦人科のドクターのほとんどの人が、言って」いたそうです。

小川さんは、一九八九年にC型肝炎に罹患していることが判った後、治療を続けていましたが、一九九二年ころからは入退院を繰り返すようになり、最後は殆どベッド上での生活となり、一九九八年九月二〇日、肝不全により死亡しました。まだ、五四歳の若さでした。

小川さんの夫は、薬害C型肝炎の報道に接し、小川さんがC型肝炎に罹患した原因は、薬害だったのではないか、と考え調査を開始しました。しかし、小川さんが出産した本件病院では、カルテを保管していませんでした。また、母子手帳に記載がある当時の担当医師や助産婦さんも、八方手を尽くして探しましたが、全く情報は得られませんでした。

以上のとおり、小川さんにフィブリノゲンが投与されたことについて、カルテのような直接証拠や、医療関係者の証言はありません。

しかし、家族の中で、次女のみが感染したのは、小川さんからの母子感染であると考えるのが合理的であり、小川さんが感染したのは、長女を出産した時に、止血のためにフィブリノゲンの投与を受けC

型肝炎ウイルスに罹患したと考えるのがもっともつじつまがあいます。

小川さんと次女がC型肝炎に罹患する原因は、長女の出産時しか考えられず、このことから、長女の出産時に、止血のために、特定フィブリノゲン製剤が投与された事実が推認されるべきです。

小川さんの夫は、原告本人尋問において、これらを理路整然と説明しました。

しかし、東京地裁は、小川さんについて和解勧告をせず、敗訴判決が必至であったため、小川さんの夫は、やむなく、判決前に、裁判を取り下げました。

しかし、今後、医療関係者の証言が得られる可能性は低く、法律が改正されない限り、小川さんが救済される可能性は低いと言わざるをえません。

11　担当医師が証言拒絶し和解できない（出産）

内山清子さん（仮名）

弁護士　北村　明美（名古屋）

一　内山清子（仮名）さんは、昭和四九年、Z大学病院で第二子を分娩しました。前置胎盤でしたが帝王切開せず膣から分娩。用手剝離。弛緩出血。出血量三〇〇〇㎖、輸液三〇〇〇㎖、輸血二二〇〇㎖。内山さんは途中で気を失っています。分娩介助者はH医師。

H医師は「医療ミスで訴えられ、二〇〇九年六月、N地裁で約一億円の賠償を命じる判決がなされていることや、『日本では正常分娩以外は何が何でも病院が責任を取れ！　という狂った司法判断だと思います。……国益を損なっている典型だ……。』などと自らの考え方」を自らのホームページのコラムに書いている医師です。

内山さんは、H病院で診察を受ける等をして、母子手帳を持参して、昭和四九年フィブリノゲンを使っておられるのではないかと尋ねましたが、H医師は「覚えていない」の一点張りで取り付く島もありませんでした。弁護士も同行して優しく聞いたが、ダメでした。証人になることは絶対ノーでした。

二　Z大学病院にフィブリノゲン製剤を使った可能性があるという書面を書いてもらおうともしましたが、ダメでした。

Z大学病院のA教授医師は、別件で実際は使っていたにもかかわらず、「僕はミドリ十字の危険なフィブリノゲンは使っていない」と言い張って弁護士北村を追い返しました。また、フジテレビの頼みで平成一四年、青森のS医師がミドリ十字に返還せず保管していたフィブリノゲン製剤の瓶の中に、C型肝炎ウィルスが生存しており遺伝子解析をしたにもかかわらず、国の審議会委員をしているから、その研究を論文にしなかったというT教授医師もZ大学病院です（『ドキュメント検証C型肝炎～薬害を放置した国の大罪～』フジテレビC型肝炎取材班著、小学館刊）。その医師は師の医師と共著で「C型肝炎が広がった感染ルートはヒロポンだ」という旨の論文を発表しています。ヒロポンでC型肝炎拡散なんて、間違っています。

助産師を探し、手紙を出したりアパートまで行ってみましたが会えませんでした。

H医師の当時の上司である医師を探し、そこにも会いにいきましたが何も覚えていないといわれました。

三　そこで、二名の原告の証人になってくださったF大学名誉教授のK医師に内山さんに会ってもらい、母子手帳を見せ当時の状況を聞いてもらい、意見書を作成してもらいました。「もし、内山さんの産科危機的出血にフィブリノゲン製剤が使われなかったと仮定すれば、それは医療行為上の瑕疵があると思惟するところです」と結論付けた全文K医師作成の素晴らしい意見書でした。

しかし、Z大と異なる大学だからと主張して被告国は承服しません。裁判所も和解勧告をしません。弁護士は、被告国が求釈明してきた事項について、H医師に弁護士法二三条による照会をしてみました。すると「まず新鮮血。不足している場合フィブリノーゲンを使った。当時新鮮血は不足していた」と答えてきました。なんとか救済できるはずの回答をもらって裁判所に提出すると、被告国はさらに、求釈明してきました。しつこいのです。弁護士法二三条による照会をさらに二回しました。すっきりした回答ではなく、あくまで新鮮血にこだわった回答でした。

名古屋地裁民事四部裁判長らは、最高裁事務総局方面等上部から一〇年もかかっているC型肝炎訴訟を早く片付けるよう言われたらしく、「早くやって下さい」「証人尋問は必要ない」などと強い訴訟指揮を振るうようになりました。内山さんはまだ救済されていません。

12　ベリプラストPでC型肝炎の救済されず（消化器外科）

高橋優子さん（仮名）

弁護士　松澤　良人（名古屋）

事案の概要

本件は、平成元年、高橋優子さん（仮名）が、A病院において、幽門輪温存膵頭十二指腸切除術を受けた際、担当医であったM医師が（腸と腸との吻合部に）フィブリン糊を使用したと主張して、特措法に基づく訴訟提起を行ったという事案です。担当医であるM医師も、フィブリン糊を使用したと証言してくれたことから、勝訴できると思っていました。

しかし、被告国から、当時使用されていたものは、フィブリン糊ではなく、ベリプラストPであるとの反論がなされましたので、やむをえず、ベリプラストPが使用されたとして国家賠償請求訴訟を提起しました。

ベリプラストPについて

上述のように、本件では、もともと、上述の切除術の際、特定フィブリノゲン製剤を用いて作成された、いわゆるフィブリン糊が使用されたと主張して、特措法に基づく訴訟提起をしました。そして、M医師は、証人尋問において、高橋さんの主張に沿う形で、「本件手術を実施した際、腸と腸との吻合部に、フィブリノゲン製剤を使って院内調整したフィブリン糊を使用した」と証言しました。

しかし、被告国から、当時使用されていたものは、フィブリン糊ではなく、ベリプラストPであるとの反論がなされました。

そこで、高橋さんは、当初の訴訟は維持しつつ、ベリプラストPの輸入承認の違法、及び輸入後に被告国がベリプラスPに関する指示・警告を尽くさせなかった等の違法があると主張し、国家賠償請求訴訟を提起しました。

ベリプラストPとは、昭和六三年一月二〇日に輸入承認を受けた、主として人フィブリノゲン（溶解液）とトロンビン（溶解液）を混合して使用される止血のための薬剤です。中間報告書によれば、ベリプラスト及びベリプラストPによるC型肝炎の副作用報告が一六件存在するとのことです。

高橋さんは、ベリプラストPについて、特定フィブリノゲン製剤同様、人フィブリノゲンにより組成されており、かつ、売血（非献血）のプール血漿を原料とするものであるから、特定フィブリノゲン製剤同様の副作用（C型肝炎ウイルスにり患するリスク）の危険性があるという主張を軸に弁論をすすめました。輸入承認された昭和六三年一月二〇日の時点では、青森県のS医院において、特定フィブリノゲン製剤投与後にC型肝炎り患者が大量発生したことが明らかとなっています。特定フィブリノゲン製剤の危険性は被告国にも明らかとなっていたにもかかわらず、漫然と輸入承認を行ったこと、その後、昭和六三年六月には特定フィブリノゲン製剤に係る緊急安全性情報の配布が指示されるなどして、被告国は特定フィブリノゲン製剤について危険性を周知する措置を採ったにもかかわらず、同様に人フィブリノゲンから成るベリプラストPには、輸入会社であるヘキストジャパン社をして、何ら指示・警告を行わしめなかったことなどを主張・立証しました。

なお、弁護団は、誰か証人になってくれる人がいないか探しましたが、ベリプラストPのC型肝炎リスクを論じている方が見つかりませんでした。そこで、厚労省健康局肝炎対策推進室長の蓑原哲弘氏、中間報告書の執筆者である高木均医師及び津谷喜一郎医師らの証人尋問を申請しましたが、いずれも却下されてしまいました。

敗訴判決（名古屋地方裁判所 民事一〇部合議係 裁判長 佐野信）

上述の訴訟活動にもかかわらず、裁判所は、①人フィブリノゲンは健常供血者の血漿を原料とし、製造過程におけるパスツリゼーション（加熱処理）により、各種ウイルスが不活化されることが確認されていること、②臨床試験の結果等から、組織の接着・閉鎖という効能又は効果を有するものであること、③血液製剤調査会の調査報告書によれば、副作用及び臨床検査値異常が一例も認められなかったことを理由として、危険性を認めませんでした。

また、同報告書によれば、「縫合あるいは接合した組織から血液、体液または体内ガスの漏出をきたし、他に適切な処置法のない場合に限る」と効能・効果を改めた上、承認して差し支えないとの結論に達したとされていること、昭和六三年一月二〇日時点において、ベリプラストPの使用によりC型肝炎ウイルスに感染する危険性があることを示した医学的、薬学的知見が存在したことを認めるに足りないことなどを理由に、高橋さんを敗訴させました。

控訴審

高橋さんは、同判決について、事実認定に誤りがあることなどを理由に、名古屋高等裁判所に控訴しました。

なお、別の方についても、同様にベリプラストPの輸入承認等の違法を理由に国家賠償請求訴訟を提起し、名古屋地方裁判所民事四部に係属していましたが、同部（裁判長裁判官 岩井直幸）は、ベリプラストPについて、①臨床試験の結果、高い有用性（有効性の誤記と思料される）が認められること、②海外での使用事例や臨床試験の結果、副作用報告が無いこと、③製造会社や不活化の方法が異なる以上、フィブリノゲン製剤と危険性を同視することができないことなどを理由に、その方を敗訴させました。こちらも控訴しています。

13　フィブリノゲンの使用経験ある看護師二名の証言も駄目（婦人科）
春子さん・秋子さん（仮名）

弁護士　小野　順子（大阪）

看護師の春子さんと秋子さん（共に仮名）は、この裁判で出会ったのですが、実は同じ時期、同じ産婦人科病院に勤めていたということがわかりました。当時は親しいといえるまでの関係ではなかったのですが、裁判で再会し、勤務していた時期も一部重なっており記憶も共通している部分があることが判明しました。

春子さんは、一九七一年（昭和四六年）三月、勤めていた病院で卵巣と子宮の摘出術を受けました。部分麻酔で行われましたので、手術中に医師か看護師が「上が六〇です」「あー、六〇以下になって」「もう測られへんわ、四〇かな」などと言っている声が聞こえました。春子さんは看護師ですので、その声を聞いて、自分の血圧が急激に下がったことがわかりました。大量出血によるものであったと思われます。

秋子さんは、一九七八年（昭和五三年）七月、やはり勤めていた病院で卵巣の楔状《せつじょう》切除術を受けました。秋子さんの方は全身麻酔でしたので手術中の記憶はありません。

春子さんと秋子さんの執刀医は同じ先生です。しかし、その先生は提訴した時には亡くなられていました。カルテもありません。しかし、二人とも看護師として、特定フィブリノゲン製剤を患者さんに使用した記憶がありました。春子さんは病棟担当でしたので、手術後に入院されている患者さんに点滴をしました。秋子さんは手術場担当でしたので、手術中に医師の指示で特定フィブリノゲン製剤の溶液や粉末を出血部位にふりかけたり、点滴を使って注入したりしていました。術後の処置として、医師が特定フィブリノゲン製剤の使用を指示簿に記入していた記憶もあります。

二人とも、勤務の中で、特定フィブリノゲン製剤は「高価な薬だから取扱に注意するように」と病院から厳しく言われていた記憶があります。自分の手術の際、春子さんは看護婦長から術後に「特定フィブリノゲン製剤を朝夕二回という指示が出たから」と言われ、ああ、職員である自分にも高い薬を使ってもらえるんだと有り難く思ったことを覚えています（当時、職員の手術費用は個人負担がなく、春子さんは病院が負担してくれているのだと認識していました）。秋子さんは、術後、眠っている間に主治医が病室に来て、付き添っていた夫に「思ったよりも出血が多かったけど高価な薬を使って止血したから事なきを得た」と言われたと、後から聞きました（夫は妻の勤務先であるこの病院によく出入りしており、顔見知りでもあった医師がやけに恩着せがましく言ったのが印象的で、よく覚えていました）。

執刀医は亡くなられていましたが、同じ病院で勤務していた医師が裁判の時点では院長と副院長として在籍されており、両先生に、二人の手術当時は特定フィブリノゲン製剤を使用していたという証明書や陳述書も書いていただきました。秋子さんは、両先生にお話を伺い、書面を書いていただくために何度も病院に足を運びました。

法廷では、春子さんと秋子さん、そして秋子さんの夫を同じ日に続けて尋問し、三人の話から、当時のこの病院における特定フィブリノゲン製剤の「高価な薬」という認識や、医師の使用方針などを浮かび上がらせるように工夫しました。

しかし、両原告とも大阪地裁では請求棄却となりました。この原稿を書いている時点（二〇二二年八月五日）で、両原告とも大阪高裁に控訴中です。

医療従事者であって特定フィブリノゲン製剤の知識も記憶もあるのに、原告本人であったためにその供述内容が認められないという苦渋を味わいました。

14　胎盤癒着、弛緩性出血、輸血六〇〇㎖でも救済されず（出産）

摂津一代さん（仮名）

弁護士　村本　純子（大阪）

摂津一代さん（仮名）は、一九六九年（昭和四四年）一二月、女児を出産しました。女児娩出後、胎盤が正常に剥離して排出されなかったことから、胎盤用手剥離が行われました。その後いったん病室に戻りましたが、数時間後、弛緩出血により、再度分娩室に戻り、止血処置を受けました。

その後二十数年経って、C型肝炎ウイルスに感染していることが判明しました。

摂津さんのC型肝炎ウイルス感染の原因は、上記出産の際の止血処置として、フィブリノゲン製剤が使用されたこと以外に考えられませんでした。

摂津さんは、出産した病院に何度か足を運び、当時の医療記録を求めましたが、古い記録は一切残されていないとのことでした。個人情報の開示請求も行いましたが、「不存在」という回答でした。母子手帳の「胎盤癒着」「弛緩性出血」「輸血六〇〇㎖」の記載のみが頼りでした。

担当医を探しましたが、すでに亡くなっておられることが分かりました。

他に、協力をお願いできる医療関係者はいませんでした。出産が昭和四四年のため、出産病院におけるフィブリノゲン製剤の納入実績を入手することもできませんでした。

原告本人の尋問を実施し、摂津さんは、当時の状況について、詳細に供述しました。病室に戻ってから数時間後に起こった出血の状況、分娩室に運ばれる際に看護師から掛けられた言葉、氷を詰めた袋をお腹の上に乗せられたことなど、のちに意識を失うまでに記憶していることすべてについて、摂津さんは頑張って供述をしました。

しかしながら、大阪地方裁判所は、昭和四四年当時、出産病院でフィブリノゲン製剤が使われていたか、また、摂津さんに対する処置としてフィブリノゲン製剤を投与する必要のある状況にあったかは、証拠上明らかではなく、認められないとし、敗訴判決が下されました。

原告らの多くは、摂津さんのように、フィブリノゲン製剤使用の機会は、何十年も前の出産や手術であり、医療記録や医療関係者はもちろんのこと、その他何ら立証に役立つ証拠を入手できないのが現状です。

今の特別措置法の枠組では、C型肝炎被害者の「救済」など、名ばかりと言わざるを得ません。

15　担当医師の手書きメモ、息子医師の証言でも救済されず（出産）

大田理恵さん（仮名）

弁護士　津村　健太郎（広島）

大田理恵さん（仮名）は、一九八七年（昭和六二年）八月三一日に、出産予定日より相当遅れたため入院し陣痛をうながす措置をとって長女を出産しましたが、その出産中及び出産後にわたり原因不明の出血が起き、フィブリノゲン製剤を使用して止血したと考えられる事案です。大田さんはその後慢性肝炎に罹患しましたが、インターフェロンが功を奏したようで現在は異常無しとなっています。

本件の立証については、まず担当医（広島訴訟の原告もう一名と同じ）は既に死亡しており、大田さんの医療記録は一切入手できませんでした。また当時の医療関係者への接触も試みましたが、結局面談を強く拒絶され、今日まで実現していません。

しかし一方で、母子手帳が残っており当該病院で出産したことは明らかですし、出血量・多量（一三八二㎖）との記載があります。また慢性肝炎発症後に当該産婦人科から紹介された病院の診断書・カルテには、「出産時輸血を受け輸血後肝炎を発症した」旨の記載があります。大田さん自身、分娩時に担当医が「止血剤します」というようなことを言ったのを記憶しています。更に担当医がその病院で出産した患者さんに渡していた病院名の入った「育児記録」に、同医師が子供に向けて『予定日を過ぎていたので陣痛をつけるようにした。出血が始まったが原因が分からなかった。皆でお腹を押し吸引分娩した。元気にあなたは産まれてきたが出血がふえはじめ、気分が悪いといいだしたので酸素吸入したり止血剤の注射をしたり縫合したりした。大変なお産だった」旨自ら手書きで記載していました。

人証としては、大田さん本人の他に現在産婦人科医として同病院を継いでいる担当医の息子さんが出てくれました。同医師は本件出産には立ち会っていませんが、「父（担当医）は『びびり』で五〇〇mlの出血があれば止血剤を使っていた。フィブリノゲン製剤は常備しており多量の出血の場合はフィブリノゲン製剤を投与していた。自分が同病院に戻ったときにはフィブリノゲン製剤が二つ残っていた。「育児記録」の右記記載は父の書いたものに間違いない。その記載内容や母子手帳の出血量からして、止血剤を使ったことは間違いないと思う」旨証言してくれました。

しかし国は、これらの証拠だけではフィブリノゲン製剤投与事実の立証が不十分であるとして、和解を拒否しています。

16　主治医の証言が曖昧だったために救済されず（消化器外科）
須田美恵子さん（仮名）

弁護士　依田　有樹恵（広島）

須田美恵子さん（仮名）は、一九八二年（昭和五七年）一一月初め、便に出血があったことから驚き、検査をした結果、直腸がんであることがわかりました。そのため同月一八日に、直腸切断、広汎リンパ節郭清《かくせい》、人工肛門造設手術を受けました。その際、大量に出血し（担当医師によると、青くなるほどの大量出血だったとのことです）、フィブリノゲン製剤を使用して止血したと考えられる事例です。

当時の入院記録等、医療記録は現存しなかったのですが、須田さん本人がその手術をした病院に、その手術以降、現在も通院し続けており、執刀した医師を主治医として肝炎の治療も継続してもらっていたことと、医療保険を請求するために保険会社に提出した「入院証明書（診断書）」が残っていたために、上記手術及び手術後の状況について証明することは可能でした。

また、本件病院はフィブリノゲン納入病院であり、須田さんが入院する前月の一九八二年（昭和五七年）一〇月は納入〇本であったものが、入院した同年一一月は一一本、翌一二月は二五本ものフィブリノゲンを納入した記録がありました。

須田さんの主治医は、須田さんが上記手術の際に大量出血したために、自身にフィブリノゲン製剤が使用されたのではないかと考え、診察の際に尋ねたところ、「証明書」と題する書面を自筆で作成し、手術内容、出血量一八〇〇㎖、輸血一五〇〇㎖等詳細を記載した上、「カルテが現存しない為不明であるが、多量の出血後使用した可能性は有る」と記載していました。

そして、代理人と須田さんがともにその主治医のもとを訪ねると、主治医は、須田さんの当時の状況を詳しく覚えていて、大量出血した経緯なども覚えていると話し、「当時は血が止まる薬としてフィブリノゲン製剤が勧められていましたし、広汎な郭清を行った場合に出血傾向がみられると、フィブリノゲン製剤を使っていましたので、須田さんにはフィブリノゲンを使った可能性がとても高いと思います」との陳述書を作成してくれました。それを裁判所に提出しています。

しかし、その後の尋問では、その担当医はなぜか非協力的な反応に変化し、尋問は行いましたが、「はっきりと覚えていないがフィブリノゲンは使っていないと思う」との回答に変化してしまいました。

被告国は、「特定フィブリノゲン製剤の投与事実等については、民事訴訟法の証明責任の原則に従い、須田さんが『高度の蓋然性』を立証すべき責任を負うべき」と主張した上、本件ではそれが認められない、また、本件では大量の輸血がなされているため、この輸血によってC型肝炎ウイルスに感染した可能性があるとも主張しました。

被告国は、このような理由から、須田さんとの和解を拒否しました。

しかし、医療記録の保存期間は五年と法定されているため、当時の医療記録が現存している方が非常に稀です。また、担当した医師が生存していたとしても、須田さんのように二〇～三〇年前の出来事を正確に記憶しておらず、証言内容も確定しないことも多々あります。それにもかかわらず、フィブリノゲン製剤の投与事実等を、市井の一個人でしかない須田さんに「高度の蓋然性」で立証すべきという国の対応は、非常に稀に何等かの記録が残っていたという幸運でもない限り、被害者に不可能を強いるものです。そのような対応をするのであれば、何のために特別措置法が存在するのか、その存在意義がないとしか言いようがありません。

17　保険会社宛診断書、主治医の一筆があるのに救済されず（外科）

山田義男さん（仮名）

弁護士　工藤　勇行（広島）

山田義男さん（仮名）は、一九八四年（昭和五九年）六月、右半結腸切除術を受け入院。入院中、腹膜炎を併発し出血が止まらなくなりました。この際の出血を止めるためにフィブリノゲンが止血剤として使用したと考えられる事例です。

当時の入院記録等は現存しませんでしたが、医療保険を請求するために保険会社に提出した「入院証明書（診断書）」が残っていたので、上記手術及び手術後の状況については証明できました。

しかも、本件病院はフィブリノゲン納入病院であり、山田さんが入院する前月の一九八四年（昭和五九年）五月は○本であったものが、入院した同年六月は七本、翌七月は一七本ものフィブリノゲンを納入したとの記録があったのです。

また、当時の本件病院の主治医は、山田さんの「入院証明書（診断書）」等を確認した後、かかる内容から「大量出血による腹膜炎手術後、フィブリノゲン製剤を使用した可能性はあると考えられます」と「回答書」に記載してきました。

もっとも、主治医は、「山田さんのことも本件手術のことも全く記憶にない。記憶にないことを、証言等によって、どちらかの事実として確定されてしまうことに気味悪さを感じる。そのため、尋問には協力できない」とし、尋問を拒んだため、現状の証拠をもって国に対応を求めました。

しかし、国は、「特定フィブリノゲン製剤の投与事実等については、民事訴訟法の証明責任の原則に従い、原告が『高度の蓋然性』を立証すべき責任を負うべき」とし、本件ではそれが認められないとしたのです。そして、本件では大量の輸血がなされているため、この輸血によってC型肝炎ウイルスに感染した可能性があるとしました。

そもそも、C型肝炎ウイルスによる慢性肝炎や肝硬変が生じるのは、一般的に、感染から二〇～三〇年後とされます。医療記録の保存期間は五年と法定されているため、当時の医療記録が現存している方が稀です。しかも、担当した医師が生存していたとしても、二〇～三〇年前の出来事を正確に記憶しているとは考えられません。そのような現実があるにもかかわらず、フィブリノゲン製剤の投与事実等を「高度の蓋然性」で立証すべきという国の対応は、不可能を強いるもので、余りに公平性を欠くものです。更に言えば、国は、フィブリノゲン製剤の投与事実が客観的な医療記録に記載されている場合には、輸血によるC型肝炎ウイルスへの感染の可能性は不問にしているにもかかわらず、本件においては輸血によるC型肝炎ウイルス感染可能性を主張しています。フィブリノゲン製剤が投与されるような状況であれば、大量の輸血がなされているケースは多いのです。それにもかかわらず、国は、大量の輸血を認めながら、フィブリノゲン製剤の投与事実を否定し、輸血によるC型肝炎ウイルス感染を主張するのであり、余りにも理不尽です。

18　証明書作成した主治医が亡くなり救済されず（婦人科）

肥後さち（仮名）　熊本弁護団

婦人科の手術を受けた原告肥後さん（仮名）について、当時の主治医によってフィブリノゲンを投与した旨の証明書が作成されていました。この証明書は、熊本弁護団が相談を受ける前の段階で別の弁護士が相談を受けた際に、主治医と面談した上で、主治医によって作成されたものでした。

その後、弁護団では、主治医との面談をお願いしましたが、主治医が高齢等のため面談が叶いませんでした。主治医はその後暫くしてお亡くなりになられました。

裁判では、フィブリノゲン製剤を投与した旨の主治医作成の証明書等を提出しましたが、国は和解に応じる様子を見せませんでした。そこで、証明書が作成された当時に相談を受けた弁護士に主治医との面談の内容をまとめた書面を作成いただき、原告の夫（裁判中に死亡されました。）から当時の状況を聞き取った陳述書を作成しました。

さらに、当時医院に勤めていた職員の所在が分かったため、その職員へ面談を求めました。しかしながら、その職員は、弁護団との面談を固辞され、面談は叶いませんでした。

裁判においては、主治医の証明書、当時の弁護士作成の書面、原告の夫の陳述書等を提出した上で、原告本人の尋問を実施しました。原告本人は、手術当時の状況、主治医との面談の状況をできる限り供述しました。

しかし、裁判所は、原告に対して、フィブリノゲン製剤投与の事実を認めることができないとして、敗訴判決を下しました。

19 主治医が証言したのに救済されず（出産）

指宿さちこ（仮名）

弁護士 大毛 裕貴（鹿児島）

一 指宿さちこさん（仮名）は、昭和六二年に鹿児島市立病院で男児を出産しました。出産時には特異な出血はありませんでしたが、一カ月検診時に出血が止まらなくなり、止血措置のため一三日間の入院を強いられました。入院中は完全な安静を要し、ずっと点滴がつながれていた状態でした。

平成一五年に市の健康診断でC型肝炎ウィルスに感染していることが判明し、平成二〇年にはC型肝炎ウィルス感染の原因を知りたいと思い、鹿児島市立病院にカルテを請求しましたが、カルテは残っていませんでした。

鹿児島では平成五年八月に豪雨災害があり、その際に多くのカルテが水没しました。さちこさんのカルテも水没し、残っていない状況だったのです。

ただ、病名・科・治療開始日等が記載された電子データがかろうじて残っていたことから、病名と時期については知ることが出来ました。

病名は、「産褥子宮内膜炎」「産褥子宮復古不全」等でした。

二 さちこさんが少しだけ運がよかったのは、当時の主治医であったO先生と連絡がとれたことでした。

O医師は、当時は年間四〇〇件近くの出産に関わっていたこともあり、さちこさんのことを直接覚えていませんでした。

しかし、さちこさんの病名と入院が一三日間にも及んだことから、①かなりの量の出血があったこと考えられること、②当時、鹿児島市立病院にはフィブリノゲン製剤が常備されており、出血が止まらない場合にはフィブリノゲン製剤を使用していたから、断言は出来ないが、さちこさんにフィブリノゲン製剤が投与された可能性はあると言ってくれました。

O医師は法廷でも証言してくれました。

三　ところが、国はO医師の証言は、推論を重ねたものであるとか産褥子宮復古不全の病名は出産時の病名であり、一カ月検診のときの病名は産褥子宮内膜炎であり、フィブリノゲン製剤の適応対象となる病名でないことを理由に和解を拒否しています。

しかしながら、O医師の証言は医師としての経験に基づく証言であり信用性が高いこと、病名というのは遡って記載することもあるし、病気は継続するものであるから診断した日しかその病気がなかったというのは曲解であることからすれば和解を拒否する国の方針は到底容認できるものではありません。

この原稿を書いている時点では、裁判所の判断は示されていませんが、担当医の証言まであるにも拘わらず和解をしない国の態度は非難されてしかるべきでしょう。

第4章　なんとか苦労して救済された（和解できた）事例

私たちの弁護団では、いろいろ主張や立証を尽くしてなんとか八〇件について和解を得、救済を受けることができました。第4章ではその一部を報告しています。八〇件との和解事例の（ごく簡単な）概要についてはこの章の最後に記載しております。

和解できたと言っても、どの事例も簡単なものではありませんでした。原告の証言などだけで救済されたケースも数件ありました（本章末尾の和解事例の概要や第6章をご参照ください）。しかし、大半は医療関係者の協力が得られてようやく救済されたのです。そのため、どの弁護士も医療関係者の協力を得るために非常に苦労しました。最初から医師の協力が得られたケースは全くありません。いろいろ苦労して医師や看護師の連絡先や住所をさがし出して、連絡したり直接訪問し、何度もお願いして回ってようやく医師や看護師にご証言いただけたケースがほとんどでした。また、有力な証拠が何とか見つかって救済されたケースもありました。

第4章で紹介するのは、そんななんとか苦労してようやく和解にたどりついた事例です。全ての患者さんにこのような苦労を強いるのはあまりに酷にすぎるのではないでしょうか。

（弁護士　早田　賢史）

1　医療関係者の高齢化に翻弄された（出産）

白川友子さん（仮名）

弁護士　高橋　宣人（東京）

福岡県出身の白川さん（仮名）は、一九六七年にK病院で長男を出産した際、大量の出血をし、フィブリノゲン製剤の投与を受けました。

白川さんは、出産予定日を過ぎても陣痛が来なかったので、夫婦で心配をしていましたが、出産当日は早朝に陣痛があり、夕方には陣痛がいよいよ強くなったため、タクシーで二〇分ほどの病院に向かいました。

その後、分娩室に入り、分娩台に乗せられた後は、白川さんの位置からは、処置をされていた医師や、看護師、助産師全員は見えず、どんな処置がされたか、点滴や輸血・輸液の容器などについての記憶はありませんでしたが、担当の先生の「これだけ出血しよったら危険だ。帝王切開しよう」と言う声や、応援を頼むよう大声で指示を出されている声、そのうちに「子どもの頭も小さいし、鉗子で出そう」と言う声が聞こえていました。それからしばらくして、助産師さんに「赤ちゃん、産まれたよ」という声をかけられ、白川さんはとにかく子どもが出てきてくれたことにほっとしました。その後、傷口の縫合が終わったところで白川さんの記憶は途切れています。

こうして出産を終えた白川さんは、翌朝、病室で気が付きましたが、三日の絶対安静が指示され、自分でトイレに行くことも許されませんでした。

以上の白川さんの出産の様子について、母子手帳には「常位胎盤早期剝離」「出血量一五〇〇㎖」「多量」の記載がありました。また、母子手帳には輸血六〇〇㎖という記載がありますが、白川さんは輸血をしたかどうか、よく覚えていませんでした。ただ、出産翌日に病室で白川さんが夫から聞いた話では、出産中、夫が分娩室の外にいたところ、看護師さんが来て、輸血用の血液が提供できるかどうか聞かれたことがありました。

その後の白川さんは、二人目の子の出産も経て、病気らしい病気もせず、栃木県や福井県に仕事で買い付けにも行っていました。

しかし、出産から二十数年が経って、いつものように買い付けに出掛けた時、白川さんは耐えられない発熱とだるさに襲われ、買い付けの後は、民宿に帰ってすぐに倒れこんでしまいました。その後、小倉医師会の健康診断を受けた際に異常が見つかり、K病院でC型肝炎に間違いないとの診察を受け、白川さんの肝炎の治療が始まりました。

お医者さんからは肝炎の感染原因について、飲酒の習慣や食生活について聞かれましたが、白川さんはお酒を飲みませんし、食べ物にはとても気を使っていましたので、全く心当たりはありませんでした。

この診断を受けて以後、白川さんはK病院消化器科をはじめ、様々な病院を受診し、計七回のインターフェロン治療で八一〇万円もの費用も掛かりましたが、肝炎が治癒することはありませんでした。それどころか、訴訟の期間中に肝硬変の宣告もされてしまいました。さらに強いめまいを併発した白川さんは、肝臓の異常による耐えられないだるさと相まって、大変つらい思いをしてきました。

このような闘病生活の中、白川さんは、特措法に基づく救済制度を知り、平成二〇年にK病院を訪れましたが、当時のカルテはもう残っていませんでした。しかし、当時の麻酔台帳は残っており、そこには、出産の日に白川さんに麻酔を施術したとの記録が残っていました。しかし、訴訟の提起後、再度病院に麻酔台帳について問い合わせたところ、平成二三年の新築移転の際に、その台帳も処分されてしまっていました。

そこから白川さんは出産当時のK病院の医療関係者を探し続け、当時の勤務医であった、A先生と、B先生の所在をなんとか確かめることができました。

しかし、二〇一七年九月に、白川さんが二人の弁護団の弁護士とA先生を尋ねると、A先生は私たちが訪れる一週間前に亡くなってしまっていました。白川さんと弁護士らは、その足でB先生の下にうかがい、B先生とお話しすることはできました。しかし、B先生の奥様が仰るには、B先生は認知症を患っておられるとのことで、普段は大変状態が悪いため、訴訟へのご協力はできないと言われてしまいました。

それでも白川さんは諦めずに当時の医療関係者の方を探しつづけ、二〇一九年に、白川さんの出産当時病院に勤務していた看護師の女性に出会うことができました。この看護師さん（Sさん）は、白川さんの出産当時から長年K病院に勤務しておられ、産科大量出血についても、出血当初の対処法から、出血が続く場合の各処置の詳細、手順について詳しく説明ができ、当時の病院での出血量の計測方法や、担当の先生方の指示の傾向についてまで、大変詳細な知識をお持ちでした。

白川さんと弁護士は、最初、当時のお話を伺うことでアポイントを頂き、白川さんの出産当時の、上記の病院の治療方針について話を伺い、白川さんのケースでフィブリノゲン製剤が投与された可能性を聞いたところ、Sさんは、白川さんのお話、病態や母子手帳の記載からすれば、恐らくフィブリノゲン製剤が使われたでしょうね、という話をしてくださいました。

その上で、弁護士らは訴訟への協力をお願いしましたが、Sさんは、三〇年以上前の、実際に立ち会っていない施術での製剤の投与の有無について証言をすることにかなり迷いを感じられているようでした。

その後、複数回福岡県に伺ってお話をする中で、Sさんに対し、証言をお願いしているのは、当時の治療方針についての証言であること、白川さんへの投与の「可能性」についてお話しいただきたいのであって、不明なことを断言するよう求めているわけではないことなどをお伝えして説得を行い、その結果、Sさんは証言への協力を了承してくださいました。

その後、公判でSさんは当時の治療方針、実際の治療の手技について明快に証言をしていただき、当時の経験からして、白川さんへの投与の可能性は「かなりある」との証言も頂くことができました。

これに対し、国及び補助参加人は、記憶テストのような質問から、大量出血への処置について細かな知識を試すような質問をしたり、当時、病院で出血量が一〇〇〇ミリ、一五〇〇ミリに至った件数、常位胎盤早期剝離が発生した件数を細かく訪ねるなどして、長時間の反対尋問を行いましたが、Sさんの医学知識に基づく証言が崩れることはありませんでした。

この尋問の後、弁護団は現在の白川さんの病態についての証拠の補完を行い、国は裁判所に和解を上申しました。

こうして、長年にわたって、医療関係者を探し続けた白川さんは、やっと補償を受けられることになりました。

本件の経過が示すとおり、時間の経過によって、当時の証拠になる書類はすでになく、証言を得ようにも、当時の関係者にたどり着く調査自体が困難であること、当時の関係者を見つけ出すことができたとしても、関係者が高齢化し、認知症を発症されたり、亡くなっていることも珍しくない中、「医療関係者の証言により、投与事実を裏付ける」、という現在の判断枠組が、患者たちにどれほどの無理を強いているか、改めて浮き彫りとなっています。

2　偶然見つかった執刀医になんとか協力を依頼し和解できた例（出産）

三井広美さん（仮名）

弁護士　高橋　宣人（東京）

博多生まれの三井さん（仮名）は、一九八五年の三月に第三子を出産した際、大量の出血をし、フィブリノゲン製剤の投与を受けました。

三井さんは妊娠中の血圧が非常に高かったため、出産の一週間前に近所の産院からI病院に転院し、そのまま入院をしていましたが、入院から一週間後、早朝に目が覚めて洗面に立ち、ベッドに戻った拍子に出血が始まりました。

三井さんはすぐにナースコールをし、駆け付けたK先生から、胎盤剥離を起こしているので帝王切開をする、と説明されそのまま分娩が行われました。そして、赤ちゃんが仮死状態で処置室へ運ばれて行ったところで三井さんは意識を失い、気が付いたときには集中治療室のベッドの上でした。

それから一〇日ほど、三井さんは集中治療室にいました。個室に移ったあとも、体を動かすことはできず、歯磨きや排泄も介助が必要で、病室は、光の刺激を防ぐため、いつもカーテンが閉め切られていました。その後、大部屋に移動できる程度に回復し、やっとカーテンを開ける許可が出たとき、久しぶりに見た外の景色は満開の桜でした。三井さんはこの景色を見て、しみじみと自分が生きられたことを実感したそうです。

こうして出産と産後の治療を終え、退院してから二週間がたったころ、三井さんは全身がだるくなり、右手を上に挙げることも出来ず、ちょっとした距離も歩けなくなりました。

三井さんがI病院を受診したところ、検査の結果、肝機能の数値に大きな異常が見つかりました。そのため、三井さんはすぐに入院して、一カ月間、毎日点滴を受けました。

この時から、三井さんのC型肝炎との長い戦いが始まりました。悪い風邪を引いたときのような全身の倦怠感、脱力感がほぼ毎日続き、調子の悪い日には、じっと横になっているしかないことも幾度もありました。そんな日には、三井さんの顔色は生気のない、暗い土色になり、まだ小さな子どもたちを含め、家族はいつも心配をし続けていました。

また、三井さんは肝炎を発症したとき以来、腕を上に挙げられないままになってしまい、家事をするにも、日常のちょっとした動作にも、一人ではできないことや、後回しにしなければならないことがたくさんありました。日々、家族の手を借りるたび、三井さんはいつも「ごめんね、ごめんね」と思いながら過ごしてきたそうです。

三井さんはこのような日々から何とか脱出したいと思い、インターフェロン治療を二回試しました。しかし、一回目の治療は、強い副作用のため早々に中止となり、数年後にチャレンジした二回目の治療も、強い副作用のため、医師から中止を提案されました。それでも三井さんは何とか病気を治したい一心で、医師にお願いして治療を継続しましたが、最後には身体がもたなくなり、治癒を中止するしかありませんでした。

このように三井さんがC型肝炎と闘った三〇年間は、経済的にも肉体的にも精神的にも、本当につらい、長い長い時間でした。三井さんは最近になって、新薬の服用でウイルスが消えましたが、その間に慢性肝炎が肝硬変まで進行してしまった肝臓の状態は、もう戻ることはありません。三井さんは今でも、肝硬変の悪化や、肝がんへの進行への不安を抱えて暮らしています。

こうした中で、三井さんは薬害C型肝炎への補償のことを知り、弁護団に相談をし、弁護団からは当時のカルテがあるかどうか確認されるよう言われました。

三井さんはI病院を訪ね、カルテの開示をお願いしましたが、出産当時のカルテは保存期間を過ぎたために処分されてしまっていました。

三井さんは、自分の出産を執刀されたK先生に会ってお話ができるかについても尋ねましたが、I病院は、K先生が既に病院を退職されたことだけ回答し、今の先生の連絡先は「個人情報で教えられない」とのことで情報を提供してもらえませんでした。

こうして三井さんの事件は手がかりのないままになっていましたが、提訴から五年が経った頃、弁護団が、偶然、I病院と同じ地域の高齢者介護施設の施設長が、K先生と同姓同名であることを見つけたことから、事件が動きました。

最初、弁護士は施設に対して、三井さんのケースの説明と、もし施設長がK先生であるならばお力を貸してほしい、との手紙を送り、施設に電話を入れましたが、施設からは明確な回答がありませんでした。しかし後日、K先生ご本人から電話があり、話だけは聞いていただけることとなりました。

こうしてお話ができたK先生は、高齢ではありましたが、穏やかで、かつ今も産科の病態について、正確な知識をお持ちでした。もっとも、裁判での証言については、当時の記憶がないこと、三井さんが出産した頃のI病院では、毎月、毎年、膨大な数の出産を行っていたため、確かなことが言えないことから、協力は難しい、とおっしゃられるにとどまっていました。

K先生は大学で病理学を専攻し、卒業後も研究室に七年間おられたこともあって、論理的、正確な話し方をされる方で、そうであるからこそ、現在の記憶や客観資料で断定できない、三十数年前の投与の事実について証言されることには抵抗があったのかもしれません。

しかし、その後も担当弁護士が何度も足を運び、当時の病院の様子や、母子手帳の断片的な記載の意味について、医学的な意味を教えて頂いたり、裁判でK先生に証言していただく内容は、不確かな「投与の記憶」ではなく、あくまで「当時の投与方針」であること、他に三井さんが長年の苦労に対する補償を受ける手立てがないことをお伝えしていったところ、ある時の面談の終盤に、K先生は「私で良ければ」と言って、証言へのご協力を受けてくださいました。

その後、出廷されたK先生は、三井さんのケースについて、母子手帳の記載から推認される三井さんの当時の容態を分析し、三井さんの陳述も踏まえて、投与が行われた可能性が非常に高いことを、筋道立てて証言してくださいました。

この証言に対して、国と製薬会社は反対尋問で、K先生のご記憶の状態にあやふやなところがないか試すために、三〇年以上前の病院の人員の配置について、殊更に細かな内容を答えさせようとしたり、フィブリノゲン製剤が投与された可能性が高い、とK先生がおっしゃる理屈を執拗に問いただしたりしましたが、K先生のお答えは揺らぎませんでした。

尋問の後、国は現在の病態についての若干の確認を経て和解を上申し、三井さんの長年の苦痛に対して、やっと補償が得られることになりました。この結果を聞いたK先生も、大変喜んでくださいました。

こうして三井さんのケースは和解に至ることができましたが、三井さんがK先生に巡り合うことが出来たのはあくまで偶然でした。

そしてK先生には、弁護士との面談に、何度も長い時間を取っていただき、証言当日には、責任者をしておられる施設を留守にし、裁判所まで出頭していただかなくてはなりませんでした。何より、三〇年以上前の事実について、裁判所の証言台に立って証言をし、反対尋問にまでさらされることは、大変なご負担をおかけしたと思います。

特措法に基づく補償は、薬害事件の被害者に対して、当然支払われるべきものです。しかし、その補償を受けるための手続が、患者さんには無理な証拠探しを強い、医療関係者の皆さんには大変な負担を課し、どれほど高いハードルとなっているか、実感させられた事件でした。

3　証言を嫌がる医師を説得し、証言頂いて投与が認められた（出産）

藤井孝子さん（仮名）

弁護士　加藤　晋介（弁護士）

藤井孝子さん（仮名）は、昭和四八年六月の二女出産の際「癒着胎盤」があり、癒着を「用手剥離」した際に大量出血し、母子手帳には「出血量二〇〇〇mlで出血性ショックを発症し、輸血量一〇〇〇ml」との記載がありました。

孝子さんは、平成一八年にC型肝炎に罹患したことが発覚し、その後も同治療を続けていましたが、平成二〇年に薬害肝炎とC型肝炎救済特別措置法の報道を耳にしたことから、一次弁護団に救済についての相談をしました。その際、孝子さんが出産をした地域の総合病院にカルテを照会したところ、既に孝子さんのカルテは廃棄されていました。また、当時の主治医であった田中医師（仮名）は地元で個人の産婦人科医院を開業していましたが「フィブリノゲン投与」の立証に協力的ではなく、一次弁護団が担当していた他の事件では、カルテがないということで「投与の事実」が立証できず、一審・控訴審で敗訴した判決もあったことから、私たちの「カルテがないC型肝炎患者の原告団・弁護団で何とかしてもらえないか」として、平成二四年になって、本件の「カルテがないC型肝炎患者の原告団」に参加されました。

孝子さんは、これまでも二度ほど田中医師のもとを訪れて、フィブリノゲン投与の事実について相談をしておりました。当初田中医師は、孝子さんに地域の総合病院での医療記録の入手を指示されましたが、孝子さんが「医療記録は既に廃棄されており、そのうえで何とか証言をお願い出来ないか」と田中医師に依頼したところ、田中医師は「医療記録もなく、具体的な記憶もないのに、無責任な証言は出来ない」として、以後も証言拒否の姿勢を貫かれました。私たち弁護団が受任した平成二四年以降も、孝子さんは何度か田中医師のもとを訪れたり、電話で証言をお願いしたりしていたようですが、最終的には、田中医師は電話口にも出られなくなり、孝子さんが証言をお願いした手紙の返信には、「フィブリノゲンは、出血量が多いからといって使うような薬ではなく、使用していないと思う」との内容の手紙すら帰ってくる状態となっていました。

裁判が進行し医師の証言による立証の可否が最終的に問われる中で、これまでの経緯から田中医師の協力を得ることの困難は覚悟で、私は、田中医師に孝子さんの救済への協力を求めるべく連絡を取り、孝子さんの母子手帳の「出産の状態」欄の写しを添え、同内容で「フィブリノゲン投与の可能性が高い」とする意見書の「雛形」を添えて、田中医師に送付しました。そうしたところ、孝子さんが田中医師に証言をお願いする際に、母子手帳を見せておらず、田中医師は今回初めて孝子さんの母子手帳を見たことから、記憶が想起されたのか、母子手帳の記載は田中医師の自らの直筆でしたが「略字」で書かれた部分が判読不能だったところ、その部分は「癒着胎盤」で「用手剥離」であると修正した意見書が、田中医師から返送されてきました。これを機に、私は田中医師に法廷での証言を電話で依頼するなどしましたが、「癒着胎盤で二〇〇〇mℓもの出血で出血性ショックを起こしていれば、当時のフィブリノゲンの使用状況や出血量より輸血量が少量で済んでいることからすれば、法廷での証言をするまでもなくフィブリノゲン投与の可能性が高いことは分かるはず」として、法廷での証言は断られました。

このような状況を被告国にも話しましたが、「田中医師の意見書だけでは信用性がない」として医師証言を求められ、田中医師に私から執拗に依頼したところ、「田中医師の産婦人科医院の休診日に、最寄りの裁判所でのリモート尋問なら応じても良い」ということで、証言の承諾を何とか得ることが出来ました。ところが、裁判は終盤であるうえ、コロナでのリモート尋問の日程の調整の困難から、裁判所から指定された証人期日・尋問場所は、田中医師の産婦人科医院の「休診日」ではなく、しかも「最寄りの裁判所」さえ変更される有様で、田中医師からは「裁判所はそれほど偉いのか」と非難される始末でした。結局、裁判所と調整の上、「休診日」ではないものの「最寄りの裁判所」でのリモート尋問が行われることになりました。ここでも、田中医師は、高齢のため、事前に打ち合わせをしていた部分の多くを失念したり、曖昧な証言をした部分を国からの反対尋問で突っ込まれ、嫌な思いをされ憤慨しながら法廷を後にされました。

その後、国から孝子さんへ「フィブリノゲン製剤の投与の事実を認める」とする和解上申がなされ、和解が成立し、孝子さんご夫婦と共に私が田中医師へお礼に赴いた際のことです。田中医師から「実は、一次弁護団が敗訴判決を得てしまった別件の事件について問い合わせがあった際、照会のあった弁護士に書面でしか回答しなかったが、あの件は自院に患者が大量出血で運び込まれたものの、個人病院では処置のしようがなく、取り寄せたフィブリノゲン一本を添えて地域の総合病院へ患者を送った事案で、当時の状況からフィブリノゲンが使用された可能性が高い」ということもエピソードとして教えて頂きました。本件は、医師証言の重要性と恐ろしさを痛感した事例でもありました。

4　別原告の主治医の協力で認められた（婦人科）

福田正子さん（仮名）

弁護士　山口　広（東京）

看護師だった正子さん（仮名）は、看護学校でお世話になった九大出身の水田医師が勤務するY総合病院で第一子と第二子を出産し、第三子妊娠が判明してからも水田医師にお世話になるべくY病院に通いました。ところが、体調悪化が続くので自ら申し出て昭和四九年六月入院し、水田医師に診察してもらったのですが、妊娠六ヶ月なのに胎児の動く気配もなく、このままでは母体も危ないとのことで、中絶することになりました。ところが掻爬開始間もなく水田医師がウワッと声をあげました。胞状奇胎だったのです。胎盤が形成されず、子宮内にぶどう状物が形成される病気です。昭和五五年頃にエコーによる透視ができるようになるまでは、開腹・掻爬するまで判らない病気でした。

奇胎内に母体の血液が凝集しているし、子宮内壁に奇胎が癒着していることが多いのでこれを離して排棄するために子宮内壁の掻爬による大量出血が避けられない困難な病気です。

正子さんは大量出血対策として六日間にわたり輸血されるとともに、六日間止血剤の投与をされました。

この裁判で救済を求めた正子さんは水田医師が開業していることを知って会いに行ったところ、「あなたの症例ならフィブリノゲン投与したと思うよ。証言してあげるよ」とのことでした。

担当の川上弁護士が電話をしても水田医師は同様の親切な対応だったし、お願いをした簡単な意見書の作成をして郵送下さいました。

それから間もなく、そろそろご証言をいただく段取りも固まりそうだったのでアポをとって山口、川上両弁護士と正子さん夫婦の四人が水田医師の病院兼ご自宅を訪問したのですが留守でした。その後息子さんの電話で、四人が訪問した半年前に奥様が亡くなって以降、水田医師の認知症が急速に悪化したため高齢者施設に入所してしまい、証言不可能とのことでした。担当弁護士も正子さんも絶望しかかったのです。しかし、別の原告東さんの主治医で東さんのためにご証言いただいた鳥取大名誉教授前田先生は九大医局の出身だったことを思い出し、担当だった萱野弁護士が前田先生にご相談したところ、「水田先生は私の三年後輩で優秀な人だった。私は胞状奇胎を研究してきたからよく判る。証言してあげてもいいよ」と九〇歳を超えてもお元気でした。そこで、鳥取地裁米子支部の法廷でご証言いただくことができたのです。これで大丈夫と思いきや、被告国、製薬会社ともに証拠不十分としてフィブリノゲン投与によるC肝罹患を争ったのです。本当にどうなることかと心配でした。

裁判所は令和三年九月六日付で判決に代わる所見を交付し、こう述べました。「被告国は、一日四〇〇㎖の輸血を六日間行ったことは、子宮摘出手術の前に、原告の重度の貧血症状を改善するために実施されたものと考えるのが医学的に合理的であると主張するところ、原告にみられる貧血症状の程度からして、上記の輸血にその改善目的が含まれていたことは否定できないが、上記⑷に説示したとおり、本件処置の当時、原告には少なくとも千数百㎖以上の出血が生じ、かつその後も出血が継続することが見込まれる状況にあったことに照らせば、上記輸血について、専ら貧血症状の改善を目的としたものであったということはできない。被告の上記主張は理由がない。

　また、被告は、六日間にわたって同量の特定フィブリノゲン製剤を投与し続けることが同製剤の用法として不自然であると主張し、同製剤は必要に応じて適宜増減すべきであるとする医学文献を援用するが、前田医師において、本件処置の経過を踏まえ、フィブリノゲンが一〇〇mg／dℓ以下であるときは一日一回の特定フィブリノゲン製剤の投与を数回続けることがあると証言していることに照らし、理由がない。

　以上、本件処置の際に特定フィブリノゲン製剤の投与を受けたとする原告本人の供述は、信用性が高いものであるから、当裁判所は、本件処置の一環として、昭和四九年一月一〇日頃から、原告に対し、輸血とともにフィブリノゲン製剤の点滴投与がされたものと認定する。」

　幸いにも裁判所が前田先生の証言の信用性を評価して、投与によるC肝罹患を認める所見を交付されたのです。本当にそれまでの苦労・苦しみが少し報われる思いでした。しかし、長く苦しみ続けた正子さんとしては、国はどうしてもっと素直に認めてくれなかったのかという思いは今もあるのです。

5　執刀医の先輩医師と後輩医師の協力を得て認められた例（出産）

穂森博美さん（仮名）

弁護士　只野　靖（東京）

1　穂森さん（仮名）の出産予定日は一九七八年一月一〇日でしたが、一九七七年八月に出血し本件病院に一〇日間入院しました。同年一一月四日、穂森さんは再び出血し本件病院に入院しました。穂森さんは出産までの間、大きな出血を二回しました。穂森さんは低位胎盤（胎盤が通常よりも低い位置にあり、出血しやすい）と診断され、ベッド上での絶対安静を命じられていました。その後、妊娠三四週の一一月二四日に帝王切開にて出産しました。執刀医は伊勢崎医師でした。出産後は、母子ともに健康でした。

2　穂森さんは、一九八六年一一月にC型肝炎に罹患していることが判明しました。穂森さんは、C型肝炎に罹患した理由は、一九七七年一一月の出産時にフィブリノゲン製剤を投与されたことが原因ではないかと考えました。

3　穂森さんが出産した本件病院では、カルテはすでに廃棄されていましたが、分娩台帳が残されていました。穂森さんは、執刀医であった伊勢崎医師に連絡をして面談をお願いしましたが、伊勢崎医師はなかなか面談を承諾しませんでした。それでも、二〇〇八年九月頃、伊勢崎医師と面談することができました。伊勢崎医師は、穂森さんの母子手帳と分娩台帳の記載内容を確認し、穂森さんから当時の状況を聞いた上で、以下のとおり、述べました。

「1．穂森さんの帝王切開手術からして、止血剤を使用したと思う。

2．但し、使用した止血剤がフィブリノゲンであったかどうかは記憶にない」

伊勢崎医師との面談はこの一度だけで、伊勢崎医師は、二度と面談には応じませんでした。

4　一方で、裁判所が本件病院に対して行った調査嘱託により、本件病院では、一九七九年～一九八八年までの間（この期間はカルテが残っていました）に、約八〇名にフィブリノゲン製剤が投与されていたこと、投与を判断した医師の中には伊勢崎医師も含まれていたことが判りました。

5　その後、伊勢崎医師は、裁判所での証言を行うことなく死亡しました。また、穂森さんも、二〇一〇年に死亡しました。六五歳でした。

6　穂森さんの夫は、その後も、あきらめることなく調査を続け、その結果、本件病院において、伊勢崎医師を指導した経験のある井田医師から、二〇一五年二月に、以下の証言を得ることができました。

井田医師は、一九六四年六月から一九七一年一二月まで、本件病院の産婦人科に産婦人科の主任部長として勤務しており、伊勢崎医師を指導した医師でした。井田医師は、フィブリノゲン製剤を使う際の基準として、「（出血が）ある程度の量になると（DICに）まずなりますから、その危ないという判断はもう勘で決めました」「早期剥離とは前置胎盤の場合には、（フィブリノゲン製剤を）予想しながら使いました」「低位胎盤で普通分娩した場合には、産まれた後、一〇分間で（出血が）二〇〇〇も出ますからね。そういうときには、もうDICになる可能性があるからばっと使いました」「（目安となる出血は）量によらないんです。DICになるか、ならないかという予想ですね。もちろん、（DIC

に）なってるのにも使いました」。

井田医師は、穂森さんの症例について、穂森さんが出産の三カ月前に出血があって貧血状態で入院しており、その後、まだ予定日ではないのに入院となり、三四週で帝王切開となったことからして、帝王切開を決めた時にはすでに相当出血があったはずであり、「（出血が）なかったら（帝王切開は）しない」」、伊勢崎医師が帝王切開をした判断は十分に「理解できます」としました。また、分娩台帳のⅢ期出血「六六〇ミリリットル羊水含」Ⅳ期出血「一〇〇ミリリットル」という出血量は、「まったく（信頼）できない」ものであるとし、低位胎盤で三四週の帝王切開術だと、ここに記載されている以上の出血が実際に「もちろんあったんです」と述べ、「患者さんを見てないから僕は何とも言えない」としながらも、自分がその場にいたとしたら、フィブリノゲンを使った可能性はあると「思います」と証言しました。

井田医師は四〇年以上に渡って産婦人科医として活動し、経験したお産の数は四万人にのぼるという経験豊富な医師であり、かかる証言からすれば、穂森さんにフィブリノゲンを使用した蓋然性は十分に証明されたと考えられました。

なお、井田医師がこの証言を行った二〇一五年二月当時、井田医師は既に重い病に侵されており、この証言から四カ月後に死亡しました。

7　ところが、国は、井田医師は穂森さんの主治医ではないし、井田医師の投与方針が伊勢崎医師に引き継がれたという証明も無いとして、投与の事実を争いました。

8　そこで、穂森さんの夫はさらに、本件病院で伊勢崎医師の後輩の医師であった安藤医師を探し出しました。安藤医師は、一九八二年一月から本件病院の産婦人科に勤務しており、伊勢崎医師とともに勤務していた医師でした。安藤医師は、一九八二年当時の本件病院におけるフィブリノゲンの使用方針について、二〇一七年一〇月、意見書において、以下のとおり述べました。

「昭和五七年当時、本件病院では、治療方針について、今でいうマニュアルやガイドラインのような、文書化されたものはまだありませんでした。ただし、本件病院は、地域最大の産科医療機関の一つであり、難しい症例も多いので、毎朝ミーティングを行って、患者や症例などの情報を共有しており、引き継ぎノートも作っていました。産科で難しい症例の代表的なものは、大量出血、前置胎盤、常位胎盤早期剥離に伴うＤＩＣの事例であり、医師間では、フィブリノゲンの使用方法やタイミングなどの情報も共有しておりました。よって、少なくとも、本件病院の産科の医師の間では、フィブリノゲンを使用する症例や使用するタイミングには、大きな差はありませんでした。

なお、本件病院では、年間一七〇〇件～二〇〇〇件の分娩があり、フィブリノゲンが常時備えられており、使いたい時は、何時でも使うことができました」

そして、安藤医師は、井田医師の意見書と証人調書を読んだ上で、

「井田医師の指摘のポイントは、

- 伊勢崎医師が、穂森さんについて、三四週で帝王切開しているということは、そうせざるを得ない、何か特別な理由があったはずであること。
- 穂森さんは、低位胎盤と診断されていて、出血が続いていたため入院していたこと。
- 低位胎盤や前置胎盤は、大量出血をしやすく、時には命の危険がある、非常に大変な症状であ

ること。

・これらの事情からすれば、母体外で胎児が生存できるギリギリの三四週まで何とか引っ張ったが、しかし出血が止まらないので、母親の安全のために出産させたのではないかと推測できること。

・このような状況下で止血剤を用いたのであれば、それはフィブリノゲンしかないこと。

と思います。

私も、井田医師と同じ見解です」と述べた。

その上で、安藤医師は、

「私自身、同じような症例は何度も経験しており、穂森さんの症例で、伊勢崎医師が三四週で帝王切開したことは、出血が止まらなかったからであろう、と思います。私自身、昭和五七年以降のことではありますが、伊勢崎医師とともに仕事をした経験からしても、当時の医療状況からしても、伊勢崎医師が穂森さんの出産において、フィブリノゲンを使用した可能性はあると思います」と述べました。

安藤医師は、T病院在任中、約二万六〇〇〇件の分娩を経験し、その主だった症例については、産科の専門医としてどのような事態にも対処できるようになりたいと考え、フィブリノゲンを使用した事例を含めて、個人的に記録していたそうです。安藤医師の意見も、産婦人科医としてのこれらの豊富な経験に基づくものでした。

9 ところが、国は、それでも、投与の事実を認めることはできないとして争いました。

10 そこで、原告側は、裁判所に対して、フィブリノゲン製剤の投与の事実を認めるよう所見を提示すること求めました。所見とは、この裁判に特有の手続きですが、裁判所の判決と同等の重みがあるものです。

裁判所は、二〇一八年一二月、次のとおり、フィブリノゲン製剤の投与の事実を認める所見を出しました。

「本件においては、本件出産に立ち会った伊勢崎医師の直接の供述は得られていないが、（略）本件出産当時、本件病院においては、井田医師の供述する投与の基準と同様の判断で、特定フィブリノゲン製剤が投与されていたものと認められる。

井田医師は、特定フィブリノゲン製剤を投与する際の基準として、短時間で大量出血して、DICを発症するかもしれないような場合であり、低位胎盤で帝王切開術が行われた穂森のような症例を前提に、少量の出血が続いていた中で大量の出血が生じ、さらに、帝王切開術である程度の外科的出血があるという場合には、自分でも特定フィブリノゲン製剤を使用した可能性があると供述している。井田医師の供述する当時の投与基準については、これに疑問を差し挟むべき事情等が特に見当たらない。

（略）井田医師の特定フィブリノゲン製剤の上記投与基準は、主任部長であり、また、先輩医師のものとして、後輩医師に浸透していたと認められるのであって、しかも、当時、井田医師の指導者であった太田医師も本件病院に在籍しており、井田医師のみならず他の後輩医師も何かあれば太田医師から教えを乞うような関係にあったというのであるから、特定フィブリノゲン製剤の上記投与基準も太

田医師の了承の下、本件病院に勤務する医師に浸透していったと認めるのが相当である。（略）

昭和五七年から本件病院で勤務している安藤医師が、陳述書において、本件病院は地域で最大の産科医療機関の一つであり、毎朝のミーティングを使って患者や症例などの情報や特定フィブリノゲン製剤の使用方法やタイミングなどの情報も共有していた、自身も、井田医師の特定フィブリノゲン製剤の投与基準と同様、大量出血やＤＩＣの時に特定フィブリノゲン製剤の投与をしたと述べていることからも裏付けられるというべきである。

したがって、本件出産時において、伊勢崎医師も、井田医師が述べる上記の投与の基準と同様の判断で特定フィブリノゲン製剤を使用していたものと認められる」。

「そうすると、本件出産当時、本件病院においては、短時間で大量出血してＤＩＣを発症するかもしれないような場合には特定フィブリノゲン製剤が使用されており、低位胎盤で帝王切開術が行われた穂森のような症例については、少量の出血が続いていた中で大量の出血が生じ、帝王切開術でもある程度の外科的出血があった場合には特定フィブリノゲン製剤が使用された可能性があるところ、穂森は、低位胎盤による出血を原因として帝王切開術が施され、輸血が必要になる程度に大量の出血があったことが認められるのであるから、本件出産の際に、穂森に特定フィブリノゲン製剤が投与されたと認められる」。

国も、最終的には、裁判所の所見に従い、二〇一九年三月、和解に応じ解決しました。穂森さんが二〇一〇年に死亡してから、実に九年後のことでした。

6　医師の協力によりようやく和解できた例（整形外科）

安田優さん（仮名）

弁護士　奈良　泰明（東京）

安田優さん（仮名）は、昭和六二年一月、仕事中に、約一トンの鉄板の下敷になりました。最初に、K病院に搬入されましたが、K病院では、安田さんの大量出血に十分な対応をすることができませんでした。

安田さんは、J病院に搬送され、右大腿切断の大手術を受けました。

その後、安田さんは、配偶者の協力のもと、回復に向けて、懸命にリハビリをしました。ところが、昭和六二年に、AST・ALTの肝機能数値が上昇したことから、肝機能障害の精査目的でK病院に入院しました。退院後、平成元年一月よりJ病院に定期通院することになりました。

その後、安田さんは、平成二年四月にC型肝炎、平成三年一月に肝硬変と診断され、J病院やU病院に入院や通院をしました。

平成二一年、安田さんは、肝硬変等が原因の腎不全により亡くなりました。

裁判は、安田さんの配偶者が原告となり「J病院での右大腿切断の手術のときにフィブリノゲン製剤が投与された」と主張しました。

K病院には「J病院に転送した」という記録のみしか残されておらず、J病院にも手術についてのカルテは保存されていませんでした。

しかし、安田さんが、J病院にリハビリや肝炎の治療等で通院していたため、外来診療録に綴ってある「病歴要約」が残されていました。「病歴要約」により、安田さんの受けた大手術の様子がわかりましたが、フィブリノゲン製剤が使用されたとの記載はありませんでした。

出産事例の場合は母子手帳が残されていますが、安田さんのような外科手術の場合、記録が全くないことも少なくありません。安田さんの場合は、たまたま「病歴要約」が残されていたことが、何とか和解することができた原因のひとつと思われます。

私は、安田さんの手術に関わった可能性のある医師の方々（手術当時にJ病院整形外科に在籍していた医師）に連絡を取り、裁判への協力をお願いしました。

しかし、手術に直接関わったと考えられる医師の方々からは「カルテがないのでわからない」「当時の記憶はないのでわからない」等と言われ、意見書作成などの協力をしてもらうことはできませんでした。

安田さんの配偶者と私が、何年もかけて、何人もの医師の方々を訪ねて協力を求めましたが、よい回答は得られませんでした。

そんななか、安田さんの手術当時にJ病院整形外科の診療部長であったO医師から「意見書の作成」「証人として出廷すること」の承諾を得ることができました。

O医師は、訪問した当初から「安田さんにはフィブリノゲン製剤が使用されたと思う。いろいろ頼むのは実際に手術した医師のほうがよいのではないか」と話していました。O医師は、協力は遠慮したいと言ってはいましたが、継続的に、私たちの話を聞いてくれていました。

私が、他の医師の方々の協力が得られないことを再三相談したところ、ようやく「それなら自分が」と、意見書作成や裁判所への出廷に応じてくださったのです。

O医師は、証人尋問において「安田さんの手術当時、J病院にはフィブリノゲン製剤の在庫があった。病歴要約の記載を見れば、これだけの大手術の際にはフィブリノゲン製剤を使用した可能性が高い」と、ご自身の経験も踏まえ、説得的に証言されました。

そして、国側は「フィブリノゲン製剤投与の事実」について認め、和解することができました。

7 胎盤ポリープの危険性の証言を得て和解できた（婦人科）

矢島 智子さん（仮名）

弁護士 早田 賢史（弁護士）

昭和五三年四月に自然分娩出産した矢島さん（仮名）は、五月に産後の一カ月検診を受けていたところ内診中に胎盤ポリープ（出産時に子宮内に遺残していた胎盤がポリープ状になったもの）により突然大量に出血し、外来で一応の止血処置を受けた後にそのまま入院することになりました。

処置当時の医療記録として外来診療録は現存していましたが、その後に入院に切り替わった後の入院診療録は現存していませんでした。そして、外来診療録の方にはフィブリノゲン製剤の投与に関する記載はありませんでした。

しかしながら、一カ月ほど入院して六月に退院した後すぐに、肝炎になったことがわかり、平成四年の検査でC型肝炎になっていると判明していること、薬害C型肝炎の問題がニュースになってから当時の主治医の先生のところに話を聞きに行ったときに、胎盤ポリープで大量出血したために輸血したこととフィブリノゲンを使った可能性を高いと言われたため、本件訴訟に加わることになりました。

当時の主治医の先生は高齢であるため協力は難しいと言われ、代わりに主治医の先生が定年退職された後に定期的に矢島さんが診てもらっているA医師に、協力を頂けることになりました。

A医師に話を伺ってみると、胎盤ポリープは非常に脆くちょっと触れただけでも急に一気に出血する危険性が高く、非常に危うい状態だったと思われること、外来の処置のときに一応止血できたとしてもその後にちょっとした刺激で急に大量出血する危険性が高いので入院に切り替わってから止血のためにフィブリノゲン製剤が投与された可能性が高いこと、そもそも、外来の処置のときは緊急の処置で忙しくフィブリノゲンを準備する暇はないと思われ、使うのであれば入院に切り替わってからだろうということを意見書に書いて頂き、また、裁判所で証言して頂きました。なお、A医師には東京地裁ではなく、病院所在の地方裁判所に来て頂いて、テレビ会議システムを使って証人尋問をして頂きました。

これに対して、被告国や補助参加人（製薬会社）からは、外来診療録にフィブリノゲンの記載がないことや外来診療録の処置の記録の最後に記載された引継ぎ事項に一般的な止血剤（アドナ、トランサミン）や点滴の指示が記載されているのに、フィブリノゲンの記載がないから不自然だとか、証言したA医師が主治医のフィブリノゲンの投与方針自体を直接聞いたわけではないことなどを主張して、フィブリノゲンの投与を否定していました。

けれども、裁判所は、所見において、胎盤ポリープが非常に脆くて強出血（急激に多量の出血が生じるような産科危機的出血）が起こりやすいことなど病態についての医師の証言は合理的で信用できる、また、とりわけ急激な出血がおこりやすい産科においては、出血が発生した際には常にＤＩＣ（八頁注参考）を念頭において早めの止血処置をするのが原則であること、患者に身体の負担をかけないようにＤＩＣの状態が確立する前から予防的処置を講じることが現場の産科医に共通方針だったというA医師の証言が合理的で信用できる、さらに、主治医がフィブリノゲンをよく投与していたという証言についても別段不自然さはないなどとして、本件の処置の際にフィブリノゲンが投与された事実が推認されるとしました。

本件では、たまたま処置の途中までのカルテが現存していたケースで、そのカルテから当時の重大な病状がリアルに認定できる事案でした。そして、この現存カルテにはフィブリノゲンの記載がなかったことから国や補助参加人は強固に投与は認められないと反論し続けていましたが、医師の協力を得て、このような事態に陥っていたのであれば、その後にフィブリノゲンを使った可能性も非常に高いとの証言を頂き、なんとか裁判所の所見をもらい、和解にこぎつけることができました。途中まででもカルテが残っていて運がよかったということもありますが、何より協力して戴いたA医師には感謝の念が堪えません。

8　偶然見つかった主治医の協力を得てなんとか和解できた事例（出産）

寺岡しず子（仮名）

弁護士　土田　元哉（東京）

一　寺岡しず子さんの出産状況

寺岡しず子さん（仮名）は、昭和五三年七月、九州地方のK病院で第四子を出産しました。

出産前、自宅内で大量出血に突如見舞われた寺岡さんはK病院に搬送され、検査の結果、前置胎盤の中でも最も重篤な全前置胎盤と呼ばれる基礎疾患の存在が明らかとなり、即刻入院となりました。その際、寺岡さんは主治医から、絶対安静を指示され、自力でトイレに行くことも禁じられました。

出産当日、寺岡さんがK病院内のベッドで仰臥していると、タオルケットが血まみれになるほどの出血が生じ、緊急帝王切開術が実施されることとなりました。残存していた記録（「退院時のまとめ」と称されるもの）によれば、緊急帝王切開術中の出血量は二五〇〇㎖であり、止血措置のため子宮の全摘出術（ポロー手術）も実施された。残念ながら、出生した子は手術翌日に亡くなってしまいました。

二　弁護団の取組み等

平成一五年七月にC型肝炎罹患の事実が判明しましたが、K病院ではカルテが既に破棄されており、医療記録の一部が辛うじて残存するのみでありました。

弁護団は、寺岡さんの母子手帳等の記載を基に、当時の寺岡さんの主治医を探し出し、直接自宅に伺って協力を求めました。主治医は、当時の寺岡さんについては記憶にありませんでした。しかし、当時の寺岡さんの病態や主治医の経験から、フィブリノゲン製剤を投与している可能性が相当高い旨の意見を述べてくれ、証人尋問にも協力してくれることとなりました。弁護団は、主治医との打ち合わせのため何度も九州地方に足を運び、その度に主治医から親切なご協力をいただきました。

主治医の証人尋問では、K病院勤務当時の特定フィブリノゲン製剤の投与を含む産科出血への対処方針、同製剤の効能・効果に対する主治医の認識及び投与経験に加え、残存していた寺岡さんの母子手帳と医療記録の一部から推測される出血状況に基づき、当時の寺岡さんが低フィブリノゲン血症又は産科DICに陥っていた可能性が極めて高く、それゆえ、止血措置の一環として、特定フィブリノゲン製剤が投与された可能性も高いとの証言を得ることができました。証人尋問の結果、被告国から和解上申が提出され、漸く和解が成立しました。裁判の結審をわずか数カ月後に控えた段階での和解でした。

本事例は、主治医の所在を偶然発見することができたことにはじまり、主治医が尋問に積極的に取り組んでくださるという幸運に恵まれなければ、和解が成立することはなかったと思われます。

なお、主治医の所在地は九州地方であったため、尋問の打ち合わせ等で足を運ぶのには大変な苦労を伴いました。裁判の結審が迫る厳しいスケジュールの中で、遠隔地の証人等に面会を行うのは極めて負担が大きく、医療関係者の協力がないケースでの和解が事実上困難な現状は、原告側に過度な負担を生じさせることが強く実感されました。

9　手術簿で判明した担当医の協力で和解（整形外科）

故Mさん（仮名）

弁護士　清水　建夫（東京）

本件は原告ら（亡Mさんの相続人ら）が、Mさん（仮名）が昭和四八年六月五日、S大学医学部付属病院において、椎弓切除術（以下「本件手術」という。）を受けた際に大量の出血があり、フィブリノゲン製剤を投与されたと主張した事案です。

原告らはMさんの手術簿が存在し、本件手術を担当したのは、S医師及びY医師らであり、出血多量であることを苦労して突き止めました。かかることから両医師に面談し意見を求めることとしました。S医師は、「多量の出血に対し止血部に止血用ガーゼをあてるなどの止血処置を試みるとともに麻酔科医も輸血のほかフィブリノゲン血液製剤を投与（静注）した可能性が大であると考えます」「Mさんの出血はきわめて多量で生命にかかわる状況であったため、フィブリノゲン血液製剤も投与されたものと思います」と述べ、意見書を作成して下さいました。Y医師も「フィブリノゲンを使用した可能性は大と思われます」と述べ、その旨記載した書状を下さいました。これらに対し被告国はこれらのみによってはMさんに対するフィブリノゲン製剤投与の事実を確認することはできないと主張しました。

かかる状況から原告らはフィブリノゲン製剤投与の事実を立証するためS医師の証人尋問を申立てました。S医師は証人尋問において「陳旧性の手術でかなりの出血が予想できたということで、かなり構

「カルテなし」不屈の闘い

薬害肝炎訴訟　夫亡くした県内遺族

術後40年　当時の医師名簿手掛かりに

探り当てた「状況証拠」

「カルテがないのであれば、手術記録もありません」

2010年7月。中信地方の病院の担当者は、電話の向こうでそう言った。「きちんと探していただいたのか」。怒りをぶつけてはみたが、電話を切るしかなかった。

C型肝炎ウイルスに感染していた夫が、09年春に肝がんで亡くなって1年余り。夫がこの病院で椎間板ヘルニアの手術を受けた際、ウイルスに汚染された血液製剤を投与されたことを証明したかった。

医師法は医療機関などにカルテを5年間保存するよう義務付け、この病院は独自に10年間と規定している。ただ、手術は40年近く前。長野市の女性(67)は、病院という大きな組織と長い時間を高い壁のように感じた。

◆◆◆

フィブリノゲン製剤などの汚染血液製剤でC型肝炎ウイルスに感染した患者やその遺族が昨年11月、国に救済を求めて東京地裁に提訴した原告団に息子2人と加わった。これまでに計206人が提訴した「カルテがないC型肝炎訴訟原告団」（事務局・群馬県高崎市）。

汚染血液製剤を販売した製薬会社とそれを放置した責任を認めた国から、薬害肝炎救済法に基づく給付金を受け取るには、患者個々に判決で薬害感染と認定を受ける必要がある。だが、同原告団の人たちは使用薬剤を記録した「証拠」に当たるカルテが保存期間を過ぎて廃棄されるなど、救済の道が閉ざされていた。

フィブリノゲン製剤などはかつて、出産や手術時の止血剤として広く使われた。そのため、原告団はカルテがなくても他に感染原因がなければ薬害と認めるべきだと主張。血液製剤の投与をうかがわせる個々の「状況証拠」を積み重ねようとしている。

この女性は高い壁にはね返され、1度は諦めた。「それでも薬害の犠牲者だと国に認めさせることが、夫の弔いになる」と気持ちを奮い立たせた。

◆◆◆

「出血がひどく、なかなか止まらない。奥さまの血液型は何型ですか」。1973(昭和48)年5月。夫の手術開始からどのくらい時間がたっていたか。看護師らしき人にこう聞かれた。自分の血液型は合わなかったが、8時間半に及んだ手術の後、看護学生4人が献血してくれたと知った。それほどの出血だった。

職場の健康診断で夫の感染が分かったのはそれから20年後。薬害ではないかと思い始めたのはさらに15年後。2008年1月の同法成立後だった。すぐ中信地方の病院に電話した。使われた薬剤の記録が残っていると思った。だが、「カルテは残っていない」。諦めるしかなかった。

夫は間もなく、自身の死の遠因を確認することなく逝った。だるさを抱えて何年も働いた夫の姿が頭に浮かび、夫婦で老後を楽しみたかったとのやりきれなさが募った。

「カルテがなくても他の手術の記録なら」。そう思って病院にかけた10年7月の2度目の電話も空振りだった。「もう一度冷静になって、知恵を絞ってみて」。息子の言葉で冷静さを取り戻した。病院から当時の医師の名簿を取り寄せ、覚えていた医師の名前から自宅を探し当てた。

医師に夫の手術の記憶はなかったが、「緊急輸血したのであれば、私ならフィブリノゲンを使った可能性が大きい」と言ってくれた。

手術の記録が見つかった、と病院から連絡があったのはそれから間もなく。訪ねた医師が病院に問い合わせ、カルテなどの保管場所とは別の所で見つかった。フィブリノゲンの使用記録はなかったが、出血が多かったと記されていた。「状況証拠」が手に入った。

医師への感謝と病院への疑問が同時に湧いた。「医師なら照会一つで記録が出るのに、個人は大病院に相手にしてもらえないのか」

◆◆◆

薬害肝炎救済法で給付金を手にできたのは、これまでに全国で1700人ほど(県内35人)。少なくとも1万人はいるとされる薬害C型肝炎患者のごく一部だ。「ほとんどが救われていない状況で、C型肝炎問題を終わらせてはならない。一律救済に向け、患者が一緒になって動く必要がある」。原告の1人で原告団事務局長を務める佐藤静子さん(67)はそう力を込める。

7月26日、第3回口頭弁論が終わった後の原告団の会議。先の見えない闘いを強いられる原告が多い中で、手掛かりを得ることができた長野市の女性がマイクを握った。

「個人の力は弱いけれど、医師の名簿を探すところからもう一度努力してみませんか」

（前野　聡美）

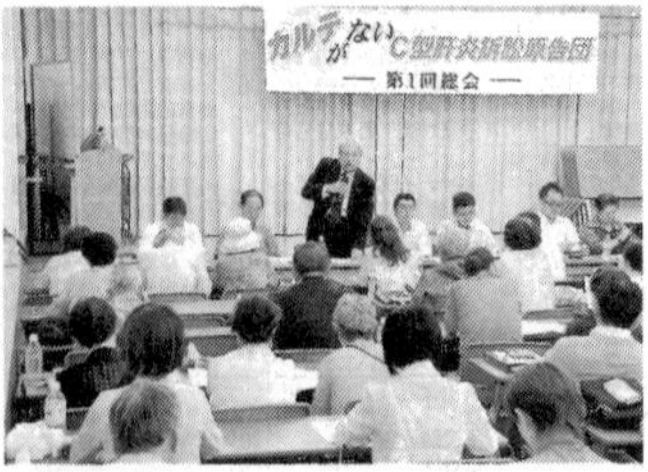

7月26日の第3回口頭弁論の後に開かれ、長野市の女性も出席した「カルテがないC型肝炎訴訟原告団」の会議＝都内

薬害C型肝炎　製薬会社が製造・輸入販売したフィブリノゲン製剤などの血液製剤が、加熱などの処理が不十分だったためにC型肝炎ウイルスに汚染されたまま使用され、感染が拡大。国は拡大を防げなかった責任を認めて2008年1月に薬害肝炎救済法を成立させ、患者や遺族に1200万〜4千万円を支払うことを決めた。ただ、給付を受けるのに必要なカルテなどを入手できない患者らも多く、「カルテがないC型肝炎訴訟原告団」（☎027・327・2070）には提訴前の人も約500人加わっている。

ルポルタージュ2011

二〇一一年八月七日『信濃毎日新聞』

えて手術した」「そういう中であらゆる手段を講じた」「その中で、フィブリノゲンを現実に投与した」と証言しました。

以上のS医師の証言の信用性と被告が提出を求めた診療録、麻酔記録簿等を提出し、ようやく和解が成立しました。

10　若い弁護士の誠実な弁護活動と偶然の出会いに恵まれる（出産）
Aさん（仮名）

弁護士　西村　武彦（札幌）

二〇一六年一二月一日、A夫婦（仮名）と主治医の尋問が札幌地裁で行われましたが、主治医は「全く記憶がない」という証言をしただけで、弁護士の私の力不足が顕著に表れた事案でした。しかし、A夫婦の頑張りで追加証人を見つけ、二〇一七年五月一六日、追加の証人尋問を北見地方裁判所で行いました。この日の証言で勝利がもたらされました。この証人は二〇一七年三月末に長年勤めていた総合病院の看護婦長を退任された方です。妊婦のAさんが出産をしたのは一九八八年五月ですから、元看護婦長は三二年前の出来事を証言してくれたことになります。

「偶然という出会いに恵まれた」と見出しに書きましたが、そのことを説明します。

一九八一年、元看護婦長はAさんが出産をした総合病院の看護婦になり、二〇一七年三月まで同じ病院に三五年務めていました。Aさんの居住地はオホーツク地方でした。二〇一〇年頃、北見・オホーツク地区には、北見市内に数人、遠軽に一人しか弁護士はいなかったので、遠軽駅前で事務所を開いたばかりの若い平出弁護士に北見・オホーツクの数人の原告の相談に乗ってもらいました。平出弁護士は孤軍奮闘し、当時の関係者を探してくれました。ところが、平出弁護士は突然体調を崩し、大変残念なことですが、亡くなってしまいました。

オホーツク・北見地区には他に弁護団員がいなかったことから、札幌在住の西村がオホーツク・北見地方の数人の原告の方々に会うことになりました。札幌から遠軽までは特急で五時間、北見までだと六時間かかりますから、どうしても対応は後回しになってしまいます。平出弁護士のメモに、今回協力してくれた婦長さんの連絡先があったのですが、メモには「ご協力は無理・婦長職だから」とあったので、再度の連絡を躊躇していました。

二〇一六年一一月、遠軽でのA夫婦との尋問の打ち合わせを終え、夫婦で遠方からきた私にお寿司をご馳走してくれました。お酒の入った私は、「あと一歩まで来ていますが、これ以上証拠はありません。婦長さんが協力してくれたらなあ」と愚痴を寿司屋の大将にいいました。すると、寿司屋の大将が、「弁護士さん、あの婦長さんはいい人ですよ。それに来年の三月で退職するそうです。何でも親の介護をしたいから、定年より少し早く辞めることにしたと、この前、婦長さんが、弁護士さんの座っている席で話していました」と教えてくれました。

婦長さんが「証言できません」と言っていた背景には、勤務先との関係があったという情報を耳にしていましたので、三月末で婦長さんが総合病院を退職するのなら、その後はもう総合病院とは利害関係がない。もしかしたら協力してくれるのではないだろうかと思いました。Aさん夫婦が主催してくれた夕食会は、「まだまだやるぞ・がんばるぞ会」に変りました。

そして、Aさんのがんばりで、元婦長さんと話をすることができました。すると、元婦長さんは、「よく覚えています。私は立ち会いのナースではないのです。三月までは産科だったのですが、四月から産科でも婦人科でもない、赤ん坊の担当部署に異動していました。それで、その日は午後五時勤務だったので、午後四時半過ぎに、看護婦の着替える部屋に行こうとしたら、ICUの方で大きな声が聞こえたり、看護婦が走っていたので、顔を出したのです。すると、名前を存じ上げているAさんが出産後出血で大変だと聞きました。出産から一時間くらい出血が止まらないということを聞いて、DICになるんじゃないかと思ったのです。そこで、産科の吉村医師が麻酔科の福田先生を呼んできて中心静脈をして貰いなさい、そして点滴だ。薬剤部にすぐフィブリノゲン三つ注文といいました。私は看護婦がバタバタしていたので、薬剤部に連絡を入れています。そして、フィブリノゲン三つをICUに持ってきています。ICUでは血液の点滴もしていました」。こんな話をしてくれました。それでこんな話でいいのなら、証言しますよ、と快諾してくれました。

二〇一六年一二月の尋問だけで終える予定でしたが、一一月の寿司屋での会話で元婦長の情報を手にいれ、そして元婦長の鮮明な証言が重要な証拠になりました。最初に担当していた平出弁護士は元婦長さんの協力を得るまでにはなりませんでしたが、それでも、平出弁護士が必死に頭をさげていたこと、誠実な対応をしていたことが、退職された元婦長さんの心の中に小さな火をともし続けてくれたのだと、私は思っています。寿司屋での偶然が生まれたのは、平出弁護士の努力の成果だったのです。なお、医師の名前は仮名です。ご理解ください。

11　典型的ケースのはずなのに、苦労して和解（出産）

北山里子さん（仮名）

弁護士　北村　明美（名古屋）

一　母子手帳には、常位胎盤早期剥離、出血量四五〇〇㎖と記載され、当然フィブリノゲン製剤が投与されていると推定されるケースであるにもかかわらず、和解するまでに六年かかりました。

その理由は次のとおりです。

・分娩記録・手術記録は残っていたが、フィブリノゲンの記載がなかった。
・生存していた担当医師は協力を拒否。
・このようなフィブリノゲン製剤の投与が推奨されていた典型的な事例でも、担当医師の証言を要求するという被告国の不合理性。

平成二四年一二月に提訴。原告北山里子（仮名）さんは平成二六年九月肝硬変・肝不全で亡くなってしまいました。

二　常位胎盤早期剥離で出血量四五〇〇㎖であれば、フィブリノゲン製剤の投与を推奨されている典型的なケースです。医師の尋問がなくても被告国は和解上申書を提出するべきケースです。しかし、なかなか被告国は和解上申書を提出しませんでした。

分娩記録・手術記録はありましたが、フィブリノゲン投与の記載はありませんでした。術中の出血量は二〇〇〇~二五〇〇㎖と書かれていました。しかし輸血したことも書かれていませんでした。

なぜフィブリノゲンを書かないのか！　肝炎リスクのある薬剤とも思わず書くべきだとも思っていないから医師たちは書かないことが多いのです。

三名の医師と一名の助産師の姓が記載されていました。Y病院は親切で誠意のある対応をしてくれたことが救いでした。

三名の医師のうち、二名は亡くなっていて、助産婦は外国人で行方は分かりませんでした。生きておられる医師に証言してもらうしかない。同病院には「分娩時における出血量が一〇〇〇㎖以上の場合、フィブリノゲン製剤を使用していた可能性を否定できません」という書面に院長と産婦人科部長の氏名と病院印鑑を押してもらうことができました。同病院が作成して下さったのは「可能性を否定できません」という消極的な書面なので、生存している担当医師にフィブリノゲン製剤を使ったと証言してほしいと思いました。

生存している担当医師が協力を拒否しました。このため北山里子さんの夫君が生存している担当医師を栃木県まで尋ねました。しかし、医師は留守で、後日その医師の代理人司法書士から内容証明郵便が届きました。「フィブリノゲン製剤を投与された事実については『不明』である。今後は自宅・勤務先等への電話連絡、訪問は控えてください」。

弁護士北村がその司法書士に電話して頼んでみたが「内容証明に書いたとおりです。そちらは何もできんでしょ」とあざ笑うようにいわれてしまいました。日本では、嫌がる医師を強制的に民事事件の証人にさせることはできません。呼び出しをかけても、出廷を拒否するか、仮に出廷をしても、呼びだされた不満の意趣返しで、原告に不利なことを言いかねません。

やむをえず、八〇歳の夫君の本人申請をしました。

被告国と補助参加人田辺三菱は、しつこく繰り返し尋問するので、夫君は混乱してくる。何度も異議ありといって、要注意の反対尋問であることを知らせる。打ち合わせを何回もしてあったが、反対尋問にはヒヤリとします。

平成三〇年一〇月、ようやく被告国から和解上申書が来て、本当にほっとしました。原告の中には、医師が亡くなっている方や生きていても協力してくれない方が何人もいるので、これを第一歩として医療関係者の証言がなくても、勝訴できるようにしたいと思いました。しかし、困難ないばらの道はまだまだ続くのでした。

12　敗訴判決後、控訴審で和解（内科）

大石理子さん（仮名）

弁護士　松澤　良人（名古屋）

事案の概要

本件は、平成元年三月二七日、当時高校生だった大石理子さん（仮名）が、X病院にて腎生検を受けた際、大量出血があり、その際、担当医であったM医師から特定フィブリノゲン製剤が投与されたと主張して、特措法にもとづく訴訟提起に及んだ事案です。

本件の問題点

本件では、特定フィブリノゲン製剤が投与されたとされる時期が、平成元年三月二七日であり、このころには、青森県のS医院における特定フィブリノゲン製剤投与後の肝炎患者大量発生報告（昭和六二年）、厚生省薬務局安全課長による、ミドリ十字に対する、加熱フィブリノゲン製剤の緊急安全性情報の配布指示（昭和六三年）がなされるなど、同製剤の危険性が周知されてきていました。

そして、補助参加人が提出した「昭和六一年から平成元年までの間のミドリ十字の本件病院に対するフィブリノゲン製剤の納入実績に関する資料」（平成三〇年一〇月三一日付補助参加人意見書。以下「納入リスト」といいます。）によれば、X病院において、昭和六一年一一月以降はフィブリノゲン－ミドリの納入がなされておらず、昭和六二年四月には当製剤一二本の返品がなされ、かつ、フィブリノゲンHT－ミドリについては納入を一切受けていないということとなります。

第一審での訴訟活動

大石さん及び弁護団は、M医師と連絡を取り、当時高校生であった大石さんの腎生検の際、大量出血があったとの証言を得ました。M医師曰く、二〇〇例以上取り扱った腎生検のうち、この一例のみ、大量出血があったことからよく覚えているとのことでした。M医師からは、陳述書を取得し、証人尋問（青森県での出張尋問）において、特定フィブリノゲン製剤を使用したとの証言も得ました。なお、M医師は、フィブリノゲン製剤のことを「代用血漿」と証言し、被告国や補助参加人から追及されたため、訂正書に署名捺印をしてもらいました。

また、M医師のみならず、当時主任看護師であったO氏からも、「腎生検をする場合、大量出血なんておきないのに、平成元年三月一例だけ大量出血があって、ともかく止血するためにフィブリノゲン製剤を使ったことを覚えていましたので、『大石さんという名前は忘れましたが、確かに若い高校生が腎生検の検査終了後に大量出血し、止血のためにフィブリノゲン製剤を使いました』……」との内容の陳述書を得ました。さらに、納入リストがいかに信用できないかについて、詳細な主張を行いました。

第一審判決

上述の訴訟活動にもかかわらず、第一審（鈴木尚久裁判長）は、納入リストが信用できること、M医師の証言に些細な矛盾点が存在すること（緊急安全性情報について、使っていた薬剤については目を通していたと証言しつつ、フィブリノゲン製剤については使っていたのに緊急安全性情報を見ていないなどと証言）などを理由に、原告を敗訴させました。

控訴審

弁護団は、あらためて、M医師の特定フィブリノゲン製剤使用に係る証言が信用でき、平成元年三月二七日当時、X病院には特定フィブリノゲン製剤が存在し、大石さんに使用されたこと、O看護師の陳述書もこれを裏付けるものであること、小さな透明の瓶を見たとの大石さんの供述があることなどを主張しつつ、納入リストがいかに信用できないか（補助参加人が不正確であることを自認していること、厚労省のHP〔特定フィブリノゲン製剤を使用していた病院一覧〕においても「（病院名が）不明」などの不正確な記載が散見されること、東京弁護団萱野弁護士の協力も得て、東京地裁においても納入リストが信用できないと認められたこと、愛知県のN産婦人科（現在は廃院）など、当HPに存在しない病院において特定フィブリノゲン製剤投与の事実が認められたことなど）を詳細に主張し、第一審判決を痛烈に批判しました。

すると、控訴審における第一回進行協議期日（令和三年九月一日）にて、倉田慎也裁判長から、特定フィブリノゲン製剤投与が認められるとの心証開示と、和解勧告がなされ、次回期日（同月二九日）にて和解が成立しました。

13　医師に怒られながらもお願いし、尋問できなかったが和解（出産）

美和子さん（仮名）

弁護士　小野　順子（大阪）

美和子さん（仮名）は、一九八六年（昭和六一年）一一月、いとこの山田医師（仮名）が紹介してくれた産婦人科医院（院長は山田医師の友人）で出産しました。

母子手帳を見ると「陣痛微弱」「出血多量　約七〇〇㎖」と書いてありました。美和子さんの記憶によると、陣痛微弱のため陣痛促進剤を使用することになったのですが、その結果、出血が止まらなくなったということでした。美和子さん自身はその時の記憶がないのですが、目が覚めたら院長先生から連絡を受けた山田医師が駆けつけてきておられたそうなので、かなり大変な事態だったのだと思います。

提訴するにあたり、院長先生に書面でアンケートを送ったところ、「母子手帳に出血七〇〇㎖と書いてあるので、フィブリノゲンの点滴をした様です。当時、輸血よりもフィブリノゲンの方が安全と言われており、点滴で使用していました。約七〇〇㎖～一〇〇〇㎖と思われた時に使用していました」と回答を返してくださいました。

私と美和子さんは喜んで、院長先生にお会いしに行きました。回答の御礼と、証人として法廷に出廷していただくお願いのためです。ところが、行ってみると先生は、美和子さんには「おお、久しぶりやな。元気やったか？（はい、その節はお世話になりました。私のこと覚えてますか？）覚えてるよ。出産大変やったもんな。山田さんがきたのも覚えてるよ」などと笑顔で和やかに話をされるのですが、私が裁判の話を始めると途端に態度が変わり、「覚えてるよ。フィブリノゲンを使った」とぶっきらぼうに言われるのみでした。尋問準備のためになおも細かいことをお尋ねしようとすると、「失礼な！　これは尋問か？　私が使ったと言ってるんだからいいじゃないか！」と激怒されました。面くらいましたが、しかし法廷での証言は必須ですので、恐る恐る、出廷をお願いしてみました。が、「私は裁判所には行かない！」となおも激怒。「では、書面で質問したらご回答いただけるでしょうか？」と聞いても、明確な答えはありませんでした。看護師さんが気の毒そうな顔をして私達を見送ってくださいました。

裁判で面談の内容を報告し、書面尋問にしてほしいと要請しましたが、国は同意しませんでした。やむなく裁判所から呼出状を送ってもらうことになりましたが、それが届いた頃に恐る恐るお電話してみると、案の定、「これは一体なんだ！　私は行かないと言ったじゃないか！」と雷が落ちました。「来られないのであれば、その旨を裁判所にご連絡いただければ結構です…」と弁明しつつ、これで書面尋問ができればいいがと心配していたところ、院長先生は「裁判所から呼び出しが来たんじゃあ、行かないわけにいかない」と、怒りながらも出廷を承諾してくださいました。本当にホッとしました。

ところが、何人かの医師の尋問を順番に行なっていくので、院長先生の順番は数カ月先になります。その間に、院長先生は体調を崩され、急逝されてしまいました。

もはや万事休す、と思いましたが、無事に国から和解上申がありました。結局、院長先生の尋問を実施しないまま、「出血多量　約七〇〇㎖」という母子手帳の記載と、院長先生のアンケートの回答書と、私と美和子さんが面談に行った時の報告書によって和解することができました。

14　主治医の息子さん医師の協力により和解（出産）

Kさん（仮名）

弁護士　中島　光孝（大阪）

Kさん（仮名）は、一九七〇年七月二一日、F医院（福井市）で長女を出産しました。

Kさんは、同日、買い物に行った際出血があり、タクシーでF医院にかけこみました。主治医は「多量出血のため、このままでは母子共に危険なので帝王切開をします」と告げ、すぐに帝王切開手術を施しました。母子手帳には、出血量は六〇〇mℓで、「出血多量」と記載されています。また、輸血・輸液は六〇〇mℓと記載されています。

Kさんは、二〇〇二年二月、健診でHCV抗体検査が陽性、同年七月二三日のHCV－RNA検査でHCV（グループI）が検出され、C型肝炎ウイルスに感染していたことが判明しました。病理診断の結果は、「CH（F2、A1）」でした。これは、慢性肝炎（CH：chronic hepatitis）の進展度を示す新犬山分類の「F2 bridging fibrosis（架橋線維化）」、「A一　軽度活動性」を意味します。

Kさんは、二〇〇二年八月六日から同月二四日までC型慢性肝炎の治療のため福井県済生会病院に入院し、イントロン、レベトール併用のインターフェロン治療を受けました。また、二〇〇五年二月一六日から二月二四日まで入院し、インターフェロン治療を受けました。

二〇〇六年四月一三日のHCV抗体検査では、カットオフインデックス（COI）は「六四・一五」

（これは「高力価」と評価される）でした。二〇〇八年三月三日採取の血液のＨＣＶリアルＰＣ検査ではＨＣＶは未検出となりました。

ＫさんのＣ型肝炎ウイルス感染の原因は、血液製剤の投与以外になく、その機会は長女出産の際をおいてほかにありませんでした。これを立証するために、長女出産の際の主治医の証言がベストでしたが、すでに故人となっておられそれは叶いません。幸いなことに主治医の息子さんが産科医となって医院を承継していました。その息子さん（Ｈ医師）に証言をお願いすることにしました。主治医が医師を始めたのは一九四七年頃、Ｈ医師が医師を始めたのは一九七一年でした。

まず、Ｋさんが夫とともに、Ｈ医師にお願いしました。その次に、私が福井市のＦ医院のＨ医師を訪ねました。まずＨ医師のフィブリノゲン製剤の使用方針を確認し、次にＨ医師のお父さんである主治医の使用方針を尋ねました。Ｈ医師は、医学部在学中から父の施術を見る機会があり、また、医学的な会話もしていたことがあります。そのため、主治医の治療方針や止血剤の投与方針などもある程度は記憶していました。

Ｈ医師に対する証人尋問は福井地方裁判所の法廷を借りて行いました。被告側代理人の質問に対しては的確な応答をしてもらいました。これはＨ医師との直接の面談のほか、手紙で何度かやりとりをして事案の内容等をＨ医師が把握していたからです。

直接の主治医ではないが、身近で主治医の医療方針や施術内容を見ており、主治医と同じ産科医となっていたＨ医師の証言だけに、具体的で説得力ある証言となりました。そして和解に至りました。しかし、このようなケースは希であり、ここまでの証言をしなければ和解に至らないというのでは、「一律救済」など夢のまた夢であろうと思います。

15　頭部外傷手術で予防的に使用したとの証言で和解（脳外科）

大阪一郎さん（仮名）

弁護士　村本　純子（大阪）

大阪一郎さん（仮名）は、一九八六年（昭和六一年）一二月、バイクに乗車中、交差点でトラックと出合い頭で衝突する事故に遭い、頭部外傷を受けました。ひどい脳内出血で、開頭して血腫をとりのぞく手術を受けました。そして、本件事故から退院するまでの約八カ月の間に、人工の頭蓋骨を形成する手術を受けたり、細菌感染により同頭蓋を取り外したりという、頭蓋の付け外しの手術が合計八回ほど繰り返されました。

その約一一年後、C型肝炎ウイルスに感染していることが判明しました。

大阪さんのC型肝炎ウイルス感染の原因は、上記頭部外傷に基づき複数回受けた手術の際、フィブリノゲン製剤が投与されたこと以外に考えられませんでした。

大阪さんの当時の主治医に対し、弁護士から連絡をとったところ、これら手術の際にフィブリノゲン製剤を使用した可能性があることが分かりました。さらに詳しく同主治医から、フィブリノゲン製剤の投与方針等についてお話を伺い、証言にも協力してくださることになりました。

同主治医の医師としての経験上、一人の患者に、短期間の間に合計八回ほどの手術を繰り返したことは大阪さん以外になく、大阪さんのことはよく覚えておられました。

同主治医によれば、当時手術で使用していたフローセン麻酔薬は、その使用による肝障害の報告が続いており、同麻酔薬を繰り返し使用することで、肝障害の程度が重くなり、臨床的には出血傾向を伴い、DICが発生する例も考えられていたところ、大阪さんの場合、相当な回数の手術の繰り返しだったので、重篤な肝障害の可能性が高く、出血には非常に気を遣っていた、そのため、出血傾向に対する予防的な処置として、フィブリノゲン製剤を使用した可能性がある、とのことでした。

同主治医は裁判所に出頭する時間的余裕がなく、病院の一室を借りての証人尋問となりました。

本件は、約八カ月の間に合計八回ほどの手術が繰り返されたというものの、それをはっきりと裏付ける資料もない事案でしたが、主治医の証言に助けられ、その結果、和解に至ることができました。

医師の証言があったからこそ救済された事案であり、ほとんどの原告については医師の協力が得られない現状に鑑みると、救済の壁はあまりに厚いと言わざるを得ません。

16　医師作成の輸血者リストで救済された（出産）

田中弘子さん（仮名）

弁護士　佐々木　和宏（広島）

田中弘子さん（仮名）は、ある総合病院で昭和五七年に全前置胎盤による帝王切開手術を行い、母子手帳によれば一六三〇㎖出血したケースにおいて、以下の経過により和解が成立しました。

まず、田中さんは、他の患者とともにすでに独立開業していた担当医を見つけ出し訪問しました。しかし、担当医は田中さんのことも手術のことも全くおぼえていませんでした。

それでも田中さんや他の患者はあきらめず、何度か訪問しているうちに、担当医は、昭和五九年に総合病院を退職するときに輸血者リストを作成したことを思い出しました。担当医は、総合病院を出るときに、自分が担当した患者のうち輸血を行った三〇名近い患者について、血液型や輸血量などを記載した輸血者リストを作成していたのです。そして、そのリストでは、フィブリノゲン製剤を使用した患者の血液型に〇印がつけられていたのです。担当医によると、血液と血液製剤とは異なるものだと認識していたので、血液製剤については〇印をつけただけで詳しい説明は書かなかったのだそうです。

その輸血者リストは、担当医の病院で見つかりました。しかし、弁護団がこのリストを確認したところ、紙の状態からして明らかに古いものでしたが、原本ではなくコピーであり、コピーに後から〇印がつけられているようにも思われました（といっても、〇印が最近の記載であるようにも感じられませんでしたが）。それゆえ、このリストは証拠として弱いようにも思われました。

しかし、担当医は、病院で見つかったリストが原本であると思っていたとのことで、リストをコピーして〇印をつけた記憶はなく、いずれにしても〇印をつけたのは昭和五九年の退職時であり最近ではないとのことでした。また、担当医は嘘がつけない誠実な（あるいはうまく嘘がつけるような器用さのない）タイプの方のように思われました。そこで、弁護団は担当医を信頼して、輸血者リストを証拠として提出したうえ担当医を証人として申請しました。

証人尋問では、弁護団は、〇印をつけた時期については質問しましたが、コピーに〇印をつけたのかどうかは確証がありませんでしたので、そのことは質問しませんでした。すると、担当医は、反対尋問の中で、自分はこのリストが原本だと思っていたがコピーに〇印がつけられていることを弁護士が発見したとか、自分にはそのような記憶はなく原本に〇印をつけたと思っていたなどといったことを話し始めました（担当医は、とにかく何でもかんでも正直に話をしてしまうような方だったのです）。

また、製薬会社の代理人から、カルテは五〇〇件以上あったはずで、しかも一件あたりの量も多いので全部をチェックして輸血した患者を探し出すのには七～八時間くらいはかかったと思われるとの指摘があり、そのような膨大な作業を退職間際にしていたのかといった質問がありました。これに対しては、担当医は当時のことをよく思い出せませんでした。

このように若干不自然とも思われるようなところもありましたが、古い話ですから、すべてを思い出して矛盾なく合理的に説明することなどできるものではありません。また、〇印が最近になってつけられたことを立証しようとしても困難であったと思われます。しかも、担当医が上記のような方であったため、尋問において嘘をついてるような雰囲気が全くなく、国の代理人、製薬会社の代理人、裁判官も同じ印象を持たれていたように思われます。

以上のような経過から和解が成立しました。書類が決め手になっている点でカルテがあるケースに近いといえるかもしれませんが、ご報告しておきます。

熊本弁護団

17 何とか協力医を見つけ出して救済された（出産）

熊本はな（仮名）

まず、子が二人おり、どちらの出産の際にフィブリノゲンが使用されたのかすら分からなかったので、それを特定することが大変でした。さらに第一子の担当医師は既に亡くなっていたことから、出産に立ち会っていた複数人の医師をそれぞれ特定して連絡を取ることにも苦労しました。医師の氏名しか手掛かりがないため、インターネットで何度も検索して、それらしき医師に連絡を取ってみては外れるということを繰り返しました。何とか医師を見つけることができ、偶然にもC型肝炎に理解のある医師だったことで医師尋問が可能になったことは、他の原告も担当していたことから本当に奇跡だと感じ、胸が震えました。

医師に負担をかけないよう、病院に何度も赴き尋問の打ち合わせを行いました。医師尋問では、輸血用血液を赤十字から用意するのが難しい地域に病院があったこと、輸血用血液を集めることも大変で、緊急の手術などには対応できないこと、そのような状況で命を救うには血液製剤を使うしか選択肢がなかったことを丁寧な証言で明らかにしていきました。

その後、予想外に時間がかかって大変だったことは、原告が肝硬変であることについて、少し分かりにくい認定がされていたことから（これは被告国の代理人も「厚労省の医師に確認して初めて知った」と言っていました)、立証を丁寧にしなければならなかったことです。現在原告が通院している病院の医師が非協力だったため、途中までは任意の情報提供をお願いしていましたが、最終的にはやむを得ず文書送付嘱託を行わざるを得ませんでした。結局裁判所から所見をもらうまでに、尋問を終えてから一年以上かかりました。

18 医師二人の尋問をしてなんとか認められた（婦人科）

国分桜子さん（仮名）

弁護士 大毛 裕貴（鹿児島）

国分桜子さん（仮名）は、昭和二一年生まれで五人兄弟の長女として育ちました。桜子さんは、平成一〇年に交通事故により病院に搬送され、その病院で血液検査を受けた際に、C型肝炎ウィルスに感染していることが判明しました。

共に育った兄弟のうち、C型肝炎ウィルスに感染しているのは桜子さんだけであったことから手術や出産時にC型肝炎ウィルスに感染したのではないかと桜子さんは考えました。

桜子さんは昭和五〇年代の前半に鹿児島大学病院で胞状奇胎の手術を受けたことがありました。手術は三回に及び、いずれのときも大量の出血がありました。主治医が桜子さんに対し止血の措置をとる旨の説明したのを、桜子さんは覚えていました。

そこで、桜子さんは鹿児島大学病院でカルテの請求をしましたが、既にカルテは廃棄されており、フィブリノゲン製剤が投与されたことの客観的証拠は得ることが出来ませんでした。

平成二四年、桜子さんは当弁護団に依頼し、訴訟を提起しました。

弁護団と桜子さんは、なんとか当時の主治医や看護師に話しを聞きたいと考えましたが、既に主治医は死去しており、婦長は認知症となっており、当時の状況を聞くことは出来ませんでした。当時の他の看護婦さんはどこにいるのか全く分からない状況でした。

　諦めずに色々調べていくと、当時研修医だったH先生が京都に住んでいるという情報が得られました。手紙と電話で連絡をとったところ、H先生は快く応じてくれましたが、H先生は当時研修医であったため、桜子さんの手術には立ち会っておらず、鹿児島大学病院におけるフィブリノゲン製剤の投与方針も分からないとおっしゃられました。

　ただ、一般論として、大量出血があっただろうしフィブリノゲン製剤を投与する状況だったと思うとは話してくれ、その旨の陳述書を作成してくれました。

　もっとも、国側は、担当医の投与方針を立証しない限り和解をしないという方針であったためか和解に応じようとせず、別の証人を探す必要がありました。


　弁護団と桜子さんは鹿児島大学産婦人科の教授に話を聞きに行きました。教授は桜子さんが手術を受けた時期には鹿児島大学の医局に属していなかったものの、当時のエコー技術からすれば胞状奇胎は大量出血をしたことにより判明するのがほとんどであったこと、それほどの大量出血があったのであれば当時の状況からすればフィブリノゲン製剤を投与していたと思うと言ってくれました。

　何とか頼み込み、法廷でその旨の証言をしていただきました。

　しかしながら、国は桜子さんが手術を受けた当時、教授が鹿児島大学病院の医局に属していなかったことを理由に和解を拒否し、H先生の尋問をするよう求めてきました。

弁護団は、H先生は京都在住で長く病院を空けるわけにはいかないから鹿児島地裁に出頭することは困難であること、H先生は手術に立ち会ってはいないこと、医局の投与方針も知らないことを説明し、H先生の尋問なしに和解をすべきであると主張しましたが、国は折れませんでした。

結局は、京都地裁宮津支部に原告側と被告側の代理人弁護士と受命裁判官と書記官が出張し、そこでH先生の尋問を行うことになりました。

H先生の証言は特に変わらず、一般論としてはフィブリノゲン製剤を投与したと思うけど、自分は桜子さんの手術には立ち会っておらず、医局におけるフィブリノゲン製剤の投与方針も詳しくは分からないと証言しました。

しかしながら、H先生の尋問終了後、国は和解上申をだしました。

国の方針自体は教授の尋問後H先生の尋問前に決まっていたが、内部決済の関係上、形式的にH先生の尋問が必要だっただけではないのかとも思いましたが、真相はよく分かりませんでした。

19　カルテ及び主治医の証言なしでの和解
高田ゆりさん（仮名）

弁護士　葦名　ゆき（東京・静岡）

1　事案の概要と訴訟の経過

高田ゆりさん（仮名）が、四〇年前の出産後、出血が止まらず再入院した際に、特定フィブリノゲン製剤を投与された結果、慢性肝炎になってしまったという前提事実の下、平成二七年三月、特措法に基づき、国に対して、給付金二〇〇〇万円を請求する訴訟を静岡地方裁判所に提起しました。

特措法に基づく救済を受けるためには、「四〇年前の出産後の再入院時にフィブリノゲン製剤を投与された」という事実を証明しなければなりませんが、出産・再入院した産婦人科医院は、昭和五五年に火災で全焼、主治医だった担当医師が焼死し、同時にカルテ等の医療記録も焼失している状態で、当初から立証資料がまったく存在しない状態でした。

しかし、当時、駆け出しの産婦人科医としてこの産婦人科医院に在籍していた医師が、浜松市内で開業していることが分かり、お話をお聞きすると、「高田さんについての記憶はないが、その臨床経過だとすれば、当時の当該産婦人科医院では、フィブリノゲン製剤を投与していた可能性がある」と話して下さいました。

そこで、この医師の証言を柱に、また、高田さんの供述する臨床経過を裏付ける資料（客観的資料といえるものは、再入院時に、薬を投与しているから、という理由で、母乳をあげることを禁止されたために、退院後、すぐに乳腺炎を発症し、駆け込んだという病院の診察券のみ）、そして何より、高田さんの一貫した供述を陳述書にまとめ、提訴しました。

国側の抵抗は凄まじく、紙爆弾のような主張書面や証拠を山のように提出されました。

最終的に、平成二八年一二月に裁判所が、「他に原告がC型肝炎ウィルスに感染する具体的原因が見当たらない」、「客観証拠が存在しないことは、原告の責めに帰すことができない事情であり、そのことを原告に不利に斟酌することは相当ではない」としてフィブリノゲン製剤投与と慢性肝炎罹患の因果関係を認める所見を出し、平成二九年二月に和解が成立しました。

2　提訴前の葛藤

そもそもの始まりは、私の地元の高田さんについての訴訟を担当してほしいという東京弁護団の先輩弁護士清水建夫先生の要請でした。正直に白状すると、私は、提訴前に高田さんと面談した際には、思いつく証拠がすべて焼失している状況での提訴は無理だと考えていました。

しかし、勝てない訴訟である、時間も労力も無駄になると何度説明しても、高田さんは絶対に諦めず、「負けても良いから提訴したい」の一点張りでした。

私は、敗訴した時に、弁護士に火の粉が飛んでくることを真剣に懸念し、ますます諦めさせようと説得を強めましたが、私の説得が強くなるほど、高田さんの決意は固くなり、最後は私が根負けし、いわば高田さんに引きずられるような形で提訴したのです。

3　国との攻防

もっとも、提訴してからの国の凄まじい反論を受け、私も火がつきました。負けて当たり前の訴訟なら、最早失うものはないと考え、訴訟係属中も、四〇年前の出産時以外に感染原因が見当たらないことを立証しようと、どんなに薄い間接証拠でも提出しました。

国は、人海戦術でこちらが出す証拠の信用性を徹底的に弾劾してきた他、「反論」という名目で際限なく期日を引き延ばしてきました。平成二八年一〇月にあった期日では、国は、私が提出した渾身の最終準備書面に対し更に反論すると言い出し、これ以上引き延ばされてしまうと、怒濤の反対尋問を受けながら協力してくれた医師や高田さん本人の必死の証言を聞いた裁判体が交代してしまう可能性があると考え、一歩も引かない覚悟で抵抗しました。

最終的には、裁判長が間に入り、「反論を出すことは構わないが、当裁判体で年内に所見を出します」と言い切り、その場が収束したのです。

4　所見

同年一二月二八日夕方五時頃、裁判所から「今、所見を発送しました」と電話がありました。翌日一二月二九日夕方、事務所に出ると、事務局が受け取ってくれていた裁判所からの封筒が机に置いてありました。早速開けようと思いましたが、動揺してはさみを持つ手がぶるぶる震えて、とても開けられませんでした。

深呼吸をして、負けた場合、絶対に勝つと信じている高田さんに、何と言おうかと考えました。そのとき、本当に自然に、たとえ負けても、この事件をやって本当に心から良かった、そのことだけは心を込めて彼女に伝えたい、と思いました。この時、私は、弁護士人生で初めて、「全力を尽くしてそれでも駄目なら諦められる」という境地に達した気がします。私は大丈夫だ、どんな結果でも受け止められる、そう思って開けた瞬間、「原告に対し特定フィブリノゲン製剤が投与されたと認められる」との所見本文が目に飛び込んできました。心の底から嬉しく、涙が止まらないまま、高田さんに電話をしました。

なお、所見の内容は、高田さんの証言に基づき、「本件出産後に退院してから本件再入院までの原告の出血量は相当量に達しており、自然に止血することが期待できず、直ちに病院の管理下において止血措置を要する状態であったことが認められる」とした上で、協力医の、高田さんのような患者に血液製剤を投与することは「あり得る措置である」旨の証言を採用した上で、国の反論を採用できない理由を詳述し、他の原因でC型肝炎に感染したことを認めるに足りる証拠はない、とした非常に緻密で丁寧な内容でした。高田さんの渾身の供述に沿う事実を認定して頂けて、本当に嬉しかったです。

5　本件から学んだこと

本件の一連の経緯を振り返って、裁判を受ける権利、司法救済を受ける権利を、弁護士が潰すようなことがあってはならない、と強烈に反省しました。提訴前に私が諦めさせていたら、この最高の結果はなかったこととなります。取り返しのつかない決断をしてしまうところだった私を引きずり、法律に命を吹き込む弁護士の役割を再認識させてくれた高田さんに心から感謝しています。

カルテがないC型肝炎訴訟弁護団の和解事例（和解で救済された事案の概要）

	裁判所	和解日	診療科（投与原因）	投与時期と投与病院	実施した証拠調
1	東京地裁	二〇一四年五月一三日	産科（出産時）	一九七七年大学病院	担当医と監督医の証言
2	東京地裁	二〇一四年九月八日	産科（出産時）	一九八五年O公立病院（熊本）	主治医と看護師の証言
3	東京地裁	二〇一四年一一月二五日	産科（出産時）	一九七九年H医院（熊本）	看護師二名の証言
4	東京地裁	二〇一五年五月二二日	産科（出産時）	一九七九年H産婦人科医院（小倉）	主治医の証言
5	東京地裁	二〇一五年一一月一六日	外科（胃切除術）	一九八五年T病院（東京）	主治医の証言
6	東京地裁	二〇一六年三月一五日	産科（出産時）	一九六八年大学病院	主治医の証言
7	東京地裁	二〇一六年七月一五日	整形外科（椎間板ヘルニア手術）	一九七三年大学病院	主治医の証言

8	東京地裁	二〇一六年九月一三日	産科（出産時）	一九八〇年 Ｉ産婦人科（岡山）	主治医の証言
9	東京地裁	二〇一七年五月二二日	脳神経外科	一九八四年 大学病院	主治医の証言（書面尋問のみ）
10	東京地裁	二〇一八年二月六日	外科（直腸切断手術）	一九八五年 大学病院	主治医の証言
11	東京地裁	二〇一九年三月五日	産科（出産時）	一九七七年 Ｔ病院	所見あり（注一）。主治医の指導医の証言と出産後に同病院に入職した医師の証言
12	東京地裁	二〇一九年一二月一七日	外科（胃潰瘍手術）	一九七四年 国立横浜病院	本人死亡のため長男夫婦と主治医の証言
13	東京地裁	二〇二〇年一月二七日	産科（出産時）	一九八五年 Ｉ病院	主治医の証言
14	東京地裁	二〇二一年七月一九日	産科（出産時）	一九六八年 Ｋ病院（小倉）	看護師の証言
15	東京地裁	二〇二一年九月二七日	産科、婦人科手術	一九八七年 Ａ医院（福岡）	本人尋問のみ（注二）。帝王切開後にＤＩＣとなり、子宮全摘手術。母子手帳にＤＩＣの記載あり。九大医局で主治医の先輩だった方の論文など。
16	東京地裁	二〇二一年一〇月一二日	婦人科手術	一九七四年 Ｙ病院（北九州）	所見あり（注一）。胞状奇胎による子宮、卵巣摘出。主治医の意見書。主治医の先輩の産婦人科医による証言。

17	東京地裁	二〇二一年一二月一三日	産科（出産）	一九七三年K病院（福岡）	主治医の証言。
18	東京地裁	二〇二一年一二月一三日	産科（出産）	一九七八年、K病院（福岡）	主治医の証言。
19	東京地裁	二〇二二年一月一八日	産科（出産）	一九七八年大学病院（福岡）	主治医の証言。
20	東京地裁	二〇二二年二月一五日	産科（出産）	一九七六年個人医院（福岡）	本人尋問のみ（注二）。母子手帳に「フィブリノゲン三g」の記載あり。
21	東京地裁	二〇二二年二月一五日	産科（出産）	一九八六年国立栃木病院	本人尋問のみ（注二）。医師意見書のみ。医師尋問は多忙により拒否されたため、調査嘱託した。
22	東京地裁	二〇二二年二月一五日	産科（出産）	一九八〇年個人医院（山口）	看護師の証言あり。出血二〇〇〇cc以上。
23	東京地裁	二〇二二年七月五日	産科（出産）	一九六八年Y病院（東京）	所見あり（注一）。本人尋問のみ（注二）。医師意見書（簡単な一筆程度）。出血七〇〇mℓ
24	東京地裁	二〇二二年七月五日	婦人科手術	一九七八年N病院（新潟）	所見あり（注一）。当時の勤務医が証言。胎盤ポリープの除去術

（注一）「所見あり」とは、被告国が応じなかったため裁判所が所見を文書で出したので、被告国が和解に応じた事例。
（注二）「本人尋問のみ」とは、医師などの医療関係者の証言は得られなかったが、原告本人の尋問のみで和解が成立した事例。

25	東京地裁	二〇二二年七月五日	外科手術	一九八七年大学病院	所見あり（注一）。当時医長だった医師の証言有。
26	東京地裁	二〇二二年七月五日	産科（出産）	一九七九年京都の病院	所見あり（注一）。本人尋問のみ（注二）。弁護士会照会で当時のフィブリノゲン投与方針の病院回答あり。出血三五〇〇cc以上
27	東京地裁	二〇二二年七月五日	外科（内臓破裂、骨折）	一九七五年I病院（滋賀）	所見あり（注一）。本人尋問のみ（注二）。主治医メモ。大量輸血、多量出血。
28	東京地裁	二〇二二年七月五日	婦人科手術	一九八六年都立T病院	所見あり（注一）。本人尋問のみ（注二）。医師意見書（簡単な一筆程度）のみ。弛緩性出血、子宮摘出
29	東京地裁	二〇二二年七月五日	産科（出産）	一九七五年I病院（三重）	所見あり（注一）。本人尋問のみ（注二）。出血量牛乳瓶一二本分（本人記憶）、早期胎盤剥離、子宮摘出。母子手帳紛失事例。
30	東京地裁	二〇二二年七月五日	産科（出産）	一九八四年K産婦人科（福岡）	所見あり（注一）。本人尋問のみ（注二）。弛緩性出血、子宮摘出。ポロー氏手術
31	東京地裁	二〇二二年七月五日	心臓外科（心房中隔欠損）	一九七九年熊本大学病院	所見あり（注一）。医師尋問では突然投与否定。同一医師作成の詳細な医師意見書に沿って、投与事実を認定。
32	東京地裁	二〇二二年七月五日	産科（出産）	一九七六年K病院（北海道）	所見あり（注一）。本人尋問のみ（注二）。担当医のフィブリノゲン使用の意見書あり。輸血六〇〇cc

33	静岡地裁	二〇一七年二月一七日	産科（出産）	一九七四年 G産婦人科医院（静岡）	手術当時、当該病院に勤務していた医師の証言
34	札幌地裁	二〇一五年七月九日	産科（出産）	一九八七年 H病院（北海道）	主治医の証言。手術記録あるもフィブリノゲンの記載なし。
35	札幌地裁	二〇一七年三月九日	産科（出産）	一九七〇年 N産婦人科	主治医の証言
36	札幌地裁	二〇一八年五月一七日	産科（出産）	一九八二年 K産婦人科医院	准看護師二人の証言
37	札幌地裁	二〇一八年一一月二一日	産科（出産）	一九八八年 北見赤十字病院	立会看護師の証言
38	札幌地裁		胸部外科（肝血管腫摘出）	一九八六年 北海道大学病院	研修医の証言
39	鹿児島地裁	二〇一六年五月二〇日	婦人科手術	一九七六年 大学病院	胞状危胎。手術時に同病院に勤務していた研修医と当時の状況を知る医師の証言
40	鹿児島地裁	二〇一八年一〇月二三日	産科（出産）	一九七三年 K国立病院	前置胎盤早期剥離。主治医の陳述書。尋問は主治医が死亡したため実施されなかった。
41	鹿児島地裁	二〇一九年一二月九日	外科	一九八三年 K大学病院	右股離断。手術に立ち会った医師の証言。手術に立ち会った麻酔科医の陳述書。※緊急で右股離断を行った手術で輸血が二万

					ccほど行われた。稀に見る手術であったことから医師も手術のことを記憶していた。
42	大阪地裁	二〇一六年一〇月一七日	産科	一九八〇年	医師の証言
43	大阪地裁	二〇一六年一二月九日	産科	一九六六年	医師の証言
44	大阪地裁	二〇一七年一一月二四日	外科	一九七四年	医師の証言
45	大阪地裁	二〇一八年一月一三日	産科	一九七〇年	医師の証言
46	大阪地裁	二〇一八年五月二二日	外科	一九八五年	医師の証言
47	大阪地裁	二〇二〇年五月二八日	外科	一九八一年	（尋問なし）医師の証明書、診療録
48	大阪地裁	二〇二〇年五月二八日	産科	一九八七年	（原告尋問のみ）母子手帳
49	大阪地裁	二〇二〇年五月二八日	婦人科	一九八二年	医師の証言
50	大阪地裁	二〇二〇年五月二八日	外科	一九八六年	医師の証言
51	大阪地裁	二〇二〇年九月一四日	産科	一九八六年	（原告尋問のみ）医師の回答書、母子手帳

52	大阪地裁	二〇二一年三月二六日	婦人科	一九八九年	（所見による和解）医療関係者の証言
53	大阪地裁	二〇二一年三月二六日	産科	一九七九年	（所見による和解）医師の証言
54	熊本地裁	二〇一七年七月一四日	産科	一九八四年	医師の証言
55	熊本地裁	二〇一八年一〇月二四日	産婦人科	一九七八年	医師の証言
56	熊本地裁	二〇二〇年二月二八日	産科	一九七〇年	医師の証言
57	熊本地裁	二〇二〇年九月二五日	産科	一九七三年	医師の証言
58	広島地裁	二〇一八年九月一一日	産科（出産）	一九八二年 Y総合病院	主治医の証言。輸血者リストにフィブリノゲン製剤使用の印あり。
59	名古屋地裁	二〇一四年一二月一〇日	心臓外科	一九八五年	主治医の証言
60	名古屋地裁	二〇一四年四月二二日	外科	一九八〇年	主治医の証言
61	名古屋地裁	二〇一五年六月一九日	産科	一九八〇年	主治医の証言
62	名古屋地裁	二〇一五年九月二五日	産科	一九七七年	主治医の証言

63	名古屋地裁	二〇一六年一月二七日	産科	一九七八年	主治医の証言
64	名古屋地裁	二〇一六年三月一一日	心臓外科	一九七八年	主治医の証言
65	名古屋地裁	二〇一六年一二月一四日	産科	一九七五年	尋問なし
66	名古屋地裁	二〇一八年一月一九日	整形外科	一九八八年	尋問なし
67	名古屋地裁	二〇一八年一一月一日	産科	一九七一年	医師の証言なし
68	名古屋地裁	二〇一九年一月一八日	産科	一九六九年	本人尋問のみ
69	名古屋地裁	二〇一九年八月七日	心臓外科	一九八三年	尋問なし
70	名古屋地裁	二〇一九年一一月二〇日	外科	一九八〇年	医療関係者の証言
71	名古屋地裁	二〇一九年一一月二〇日	産科	一九八八年	主治医の証言
72	名古屋地裁	二〇二〇年五月二二日	婦人科	一九八五年	主治医の証言
73	名古屋地裁	二〇二〇年六月一八日	産科	一九七五年	主治医の孫医師の証言

74	名古屋地裁	二〇二〇年一〇月七日	産科	一九八五年	主治医の証言
75	名古屋地裁	二〇二〇年一〇月七日	産科	一九八八年	主治医の証言
76	名古屋地裁	二〇二一年七月一五日	産科	一九七四年	尋問なし
77	名古屋地裁	二〇二一年九月一日	産科	一九八〇年	主治医の証言
78	名古屋高裁	二〇二一年九月三〇日	内科	一九八九年	主治医の証言
79	名古屋地裁	二〇二二年三月二五日	産科	一九八五年	尋問なし
80	名古屋地裁	二〇二二年五月一七日	心臓外科	一九八七年	尋問なし

第5章　各地弁護団の悪戦苦闘

1　鹿児島弁護団の苦労話

弁護士　大毛　裕貴（鹿児島）

カルテがないC肝炎訴訟において特に苦しかったのは、カルテも医療関係者もおらず病院自体が廃院になってしまっているケースです。

カルテが破棄されていたとしても、当時の担当医や看護師が存命している場合はその医師や看護師と連絡をとり、当時の事情を聞くことができます。当時の担当医や看護師が既に亡くなっている場合でも、病院自体が残っている場合は、現在そこで働いている方に当時の事情を聞くことが出来る場合もありますす。カルテはなくても入院や手術をした記録は残っていたという場合もあります。

しかしながら、病院が廃院になっている場合は、当時の事情を聞くことが出来る人は全くいなくなってしまうのです。

当然、廃院となっているのでカルテや他の医療記録も見つかりません。

被告である国から、病院が廃院になっている場合でも近くの保健所がカルテを保管しているケースもあるとの主張をされたこともあります。その主張を受け、保健所に問い合わせを行ったこともありますが、廃院となった病院のカルテを保健所が引継ぎ保管しているというケースはありませんでした。

鹿児島の大隅半島にM産婦人科という個人でやっていた産婦人科がありました。

昭和五〇年代の前半にこの産婦人科で出産したという人でC型肝炎ウィルスに感染したという原告が二人いました。相談には来たが提訴は見送った人も一人いたので、計三人の方が相談しに来たということになります。

結構、異常な数でしたが、個人病院で鹿児島市から離れていることを考えると、輸血が届くまでに時間がかかるため、出血があった場合には早めに止血措置をとっておくケースもあるということが考えられます。そのような事情から、M産婦人科ではフィブリノゲン製剤をよく使用していたのではないかと弁護団としては考えました。

しかしながら、M産婦人科は個人病院であり、薬害肝炎が話題となったときには既に廃院となってしまっていたのです。

当時の助産師さんとかが存命していないだろうかとか、いろいろ手を尽くしましたが何も見つからず。結局は、母子手帳と本人の記憶だけしか証拠がないという形になってしまいました。

しかも、M産婦人科ではあまり細かく母子手帳をつけていないため、母子手帳からもめぼしい情報は得られなかったのです。

手を尽くしても何も得られないという意味で徒労感は強かったです。

もちろん、一番かわいそうなのが患者の方です。本人には何の落ち度もありません。このような方まで救済されて初めて救済法と言えるのではないかと思います。

2 熊本弁護団の苦労

熊本弁護団

今回の裁判において課題となった点は、①フィブリノゲン製剤の投与について一般的な裁判と同水準の立証を求められる結果、医師等の詳細な証言がないと投与の事実が認められないこと、②医師等の現状が分からないこと、③医師等の所在が分かっても協力していただけない、④医師等、原告本人が高齢、死亡等により証言・供述ができなかったことです。

①については、今回の裁判を全国的に提訴がなされた理由につながります。すなわち、提訴時点で出産・手術等から少なくとも二〇年以上経過しており、カルテ等も廃棄されて客観的証拠はほとんどなく、医師等も高齢ないし死亡等のため証言が困難であり、救済される案件は、たまたまカルテ等が保存されていたケースや医師等の記憶がしっかりしていて明確な証言を得ることができたケースに限られます。そのように救済が限定される状況を打破しようと熊本を含めて全国的に提訴がなされたものです。

②については、医師等の所在を探すために、厚生労働省の医師等資格確認検索とインターネット、論文検索システム等での調査によることになります。しかしながら、医師等資格確認検索は姓と名が完全に一致しなければヒットせず、しかもその検索結果は、氏名、性別、登録年月日、備考に限られ、どこの医院・病院に所属しているかは全く分かりません。また、結婚に伴い姓を変更した場合には、姓が分からないため医師等資格確認検索を利用することすらできません。この場合、論文を書いている方の場

合、名で検索をかけて、同一人物と思われる方にお手紙をお送りして、探し出した例もあります。なお助産師や看護師については一般的にその氏名が公表されることはないので、人伝で探すほかありません。この点、弁護士の場合には、日本弁護士会連合会の弁護士情報・法人情報検索では姓や名の一部でも検索することができ、しかも、所属先事務所も判明することとあまりに対照的であると感じます。

③については、医師等の協力を得ることは難しく、原告本人や弁護士から面談を求めても、面談すらしていただけないケースも相当数ありました。

その一例をご照会します。

「弁護士が医師等の所在を調査し、判明したため、まずは本人から、『お会いして話をお聞かせ願いたい』と電話をしていただきました。しかし、その医師は対応しようとすらしてくださいませんでした。次いで弁護士からも、事情説明をおこなったうえで、同じく『できればお会いして、お話をお聞きしたいのですが』とお伝えすると、その医師は『文書を出したら回答する』旨のお返事を頂くことになりました。そこで、弁護士から、再度、趣旨説明の文書、原告の陳述書、お聞きしたい質問の要旨等々準備をして、その医師へと送付させていただきました。ところが、医師は、文書には何の回答もせず、その後の弁護士からの電話連絡にもまったく対応いただけませんでした。仕方なく呼び出し請求した尋問にて、その医師は「絶対に使っていないと断言できる」との趣旨の証言をされました。そこで、弁護士から「それならば何故そう教えてくださらなかったのですか」との質問をしたところ、その医師は、『ここ（法廷）でそう話すのが一番良いと思った』と仰いました」

上記の事案のほかにも、医師との面談に応じていただき、面談の終盤にその面談での話を纏めたものを作成して署名押印等をお願いしたところ、医師の態度が豹変し、協力したくない、今後はすべて顧問弁護士を通すよう要求されたこともありました。しかしながら、面談に応じていただけないケースも相当数ありました。医師等が積極的に協力して、尋問まで実施できた例は一部に限られました。

面談にすら応じていただけない理由を当人から伺うことはできませんでしたが、裁判に係わりたくないこと等が理由でないかと推察されます。

④については、医師等が高齢であったり、既に死亡している結果、お話を伺うことすらできない例も相当数ありました。

また、裁判前に亡くなられたり、裁判中に亡くなられ、原告本人の当事者尋問すら叶わないケースが相当数のぼりました。

以上述べましたとおり、原告は、C型肝炎ウィルスに起因する症状で身体的・心理的に苦しい状況の中、医師等の証言やカルテ等がないと救済されない制度のもと、当時の医師を見つけようとするにも医師等の現状を把握することは困難であり、かつ、仮に医師等の現状が分かったとしても医師が積極的に協力してくれないという苦しみもさらに味わうことにもなりました。

熊本での裁判は終了しましたが、救済にあたっては、被害者が同様の苦しみを味わわず、早期に救済される実効的なあり方となることを切に求めます。

3　広島弁護団のこれまでの活動

弁護士　風呂橋　誠（広島）

一　二〇一一年、ご高齢の女性から相談がありました。女性は、出産時に帝王切開で多量の出血があり、その後、C型肝炎に罹患、進行して、長年にわたり治療を継続してきたそうです。この度、厚生労働省のホームページで、出産した病院がフィブリノゲン製剤の納入先病院であったことが判明したので、C型肝炎の弁護団に相談したところ、カルテがないと受け付けられないと言って断られたとのことでした。

いわゆるC型肝炎特別措置法（救済法）が成立したにもかかわらず、カルテがあるかないかだけで救済の可否が分かれるのはおかしいと思い、調べてみると、全国各地でカルテがないC型肝炎訴訟が提起されていることが分かりました。そして、東京でカルテがないC型肝炎訴訟の全国弁護団会議が開かれることを知り、私は、情報収集のためにこの会議に参加させてもらいました。その時、私は、「この訴訟は、政策形成訴訟ですよね？」と質問したところ、全国弁護団会議では、個別の訴訟対応だけでなく、特別措置法の改正を目指すとのことでした。

二　広島に戻り、カルテがないC型肝炎訴訟広島弁護団の結成を呼びかけたところ、一一名の有志弁護士が集まりました（弁護団長は津村健太郎弁護士）。そして、二〇一一年九月二四日に、広島市で「カルテがないC型肝炎訴訟原告団ひろしま集会」を開催したほか、弁護団が手分けをして、中国四国地方の各地（山口市、岡山市、米子市、松山市）で説明会を開催しました。

二〇一二年一二月二〇日に、広島地方裁判所に原告四三名が提訴し（第一次提訴）、その後、第五次提訴まで含めると、原告は八六名となりました。

三 裁判では、一一名の弁護士がそれぞれ担当原告と打ち合わせをしながら、病院への照会や、当時の医療関係者を探して遠方まで会いに行くなど、被告国が要求する「投与の事実」を裏付ける立証方法を探してきました。

しかし、既に大量出血の事態から三〇年以上経過し、病院が廃院となり、医師も亡くなっているケースも多く、その調査は難航しました。また、ようやく医師を見つけて「フィブリノゲン製剤を使った可能性は十分ある」と言って頂いたにも関わらず、裁判では、被告らの反対尋問で、記録も記憶もないため、「他の止血方法で止血できた可能性も否定できないから、本件でフィブリノゲン製剤を使ったとは言い切れない」と証言をひるがえしたため、和解を拒否された事例も多くありました。

現在、広島地方裁判所では、主治医が当時のフィブリノゲン製剤投与者に印をしていたメモが存在した一名（原告番号八番）しか和解に至っていない状況です。

四 このため、弁護団と原告団は、やはりこの裁判は、政策形成訴訟であり、特別措置法の不十分さは、法改正によって是正する必要がある、と確信しました。

広島は、裁判の傍聴運動や、その後の報告集会にたくさんの原告や家族が出席して、弁護団と一致団結して、政策形成のための運動を展開してきました。街頭での署名活動やマスコミとの勉強会、国会議員への要請活動なども、弁護団と原告が一緒に行動してきました。また、特別措置法の改正案を検討し、提案するなど、早い段階から、運動の重要性を訴えてきました。

五　C型肝炎救済特措法（平成二〇年一月一六日公布）の前文には、以下のように述べられています。

「フィブリノゲン製剤及び血液凝固第IX因子製剤によってC型肝炎ウイルスに感染した方々が、日々、症状の重篤化に対する不安を抱えながら生活を営んでいるという困難な状況に思いをいたすと、我らは、人道的観点から、早急に感染被害者の方々を投与の時期を問わず一律に救済しなければならないと考える。しかしながら、現行法制の下でこれらの製剤による感染被害者の方々の一律救済の要請にこたえるには、司法上も行政上も限界があることから、立法による解決を図ることとし、この法律を制定する」

ところが、実際の運用では、投与の事実を証明するカルテかそれに匹敵するような高度の証明力を持った証人等が必要とされ、患者側がその立証ができない限り、和解を拒否されています。これでは、「一律救済の要請にこたえる」ための救済法の立法趣旨は実現できません。

現行法では、被告国は、「フィブリノゲン製剤投与の事実が立証されない限り、和解できない」というのであれば、やはり本来の立法趣旨が実現できるような立証責任転換を盛り込んだ法改正が急務です。

六　広島弁護団は、まだ、裁判が続いておりますので、現在の特別措置法においても、一人でも多くの原告が救済されるよう、全力で取り組んでいるところです。同時に、裁判で和解を拒否された原告についても、本来の立法趣旨に照らして救済されるべきと考え、一日も早く原告らの救済が実現されるよう、政治的な働きかけや運動で特別措置法の改正を実現したいと考えています。

4　特別措置法の問題と集団訴訟に特有の問題

弁護士　中島　光孝（大阪）

二〇一一年五月三一日、大阪地方裁判所に第一次提訴を行いました。原告は三〇名、弁護団は六名です。以来第六次提訴までの原告は一六三名、そのうち一審で被告国による和解上申があったのは一〇名、全体の六・一％です。また、裁判所の所見により和解に至った二名を加えると、和解で救済されたのは計一二名、全体の七・四％が提訴の目的を達成しました。医療関係者の証言があった原告は一五名でしたが、うち和解に至った証言は八名だけでした。医療関係者の証言があっても和解に至らなかった原告が七名もいたのです。和解できた一二名以外の原告のうち取り下げた人もいましたが、多くは請求棄却の判決となり、原告と弁護団の努力は報いられませんでした。

この結果を全体としてみれば提訴の目的を達成したとはいえないでしょう。しかし、和解に至った一二名は提訴しなければ救済されませんでした。それはC型肝炎に関する特別措置法が給付金の支給を医薬品医療機器総合機構に請求するには確定判決や和解調書を機構に提出しなければならないとしているからです。特別措置法は「一律救済」を目的とすると前文に明記しています。ところが、給付金の請求の前提として訴訟手続の経由を必要としています。そして、請求が認められるには厳格な証明を必要としています。これに対し、行政手続、あるいは裁判所が関与する手続のなかでも裁判官の裁量が大き い手続、例えば民事調停、家事調停などの非訟手続の場合は自由な証明が認められます。血液製剤の投与の事実が記載されているカルテを入手できないC型肝炎患者にあっては、血液製剤の投与の事実を直接証明する証拠を収集することはほぼ不可能です。これは特別措置法制定の際の国会審議でも再三再四問題とされたところです。しかし、法案提案者側の答弁において、機構に給付金を請求する前提としての訴訟手続における証明の程度が、通常の訴訟手続とは異なり自由な証明でもよいとか、厳格な証明を緩和するなどと述べることは一切ありませんでした。その結果として、カルテがないC型肝炎訴訟は、原告に対し、ほぼ不可能な証明を要求する過酷な訴訟となり、その結果が前記の数字となって現れているのです。

大阪訴訟では前記のとおり和解に至った一二名は全体の七・四％でした。しかし、和解に至った原動力は提訴原告全体の力によるものです。各原告は極めて困難な訴訟であることを十分承知の上で、弁護団に着手金のほか活動資金を支払いました。弁護団はその活動資金で医学専門書を購入し、また、医療関係者への聴取等の活動を行いました。弁護団は、そうして収集した資料を整理して、主張を組み立てました。主張は、総論として身体の成り立ち、身体の生理活動、病理現象、各科の治療、手術手技などを述べ、各論として各原告が血液製剤を投与されたと主張する手術の一般的な経過と各原告の手術の具体的な経過を述べるという構成にしました。これに必要な資料は、和解に至った原告が支払った活動資金だけでなく、和解に至らなかった原告からの活動資金によってまかないました。原告が一〇〇名を超えるような大規模な訴訟の場合、こうしたところにいかにして原告相互の公平が得られるかという問題が生じがちです。

集団訴訟においては、訴訟の方針、訴訟進行のあり方、訴訟外の活動のあり方、原告の一部が勝訴した場合の他の原告との利害調整等々において、内部に軋轢が生じることはよくあることです。このため、大阪訴訟では、弁護士は委任事項である訴訟活動に専念することとし、原告の集団の運営には関与せず、また原告内部で意見が分かれた場合にはいずれの側にも与しないという方針であることを原告一人ひとりに了解してもらい、その方針で対応してきました。

ただ、原告団からその運営について相談を受けることはあります。その場合は、委任事項はあくまで訴訟手続であり、原告団運営に関する事項は別案件であることを双方合意の上で相談に応じるのがよいと考えました。一般に運動団体は、その運営や財政に関して内部紛争が生じやすい面があります。これを防止するには、運営の規則を定め、実際の運営を透明化させることが必要です。本訴訟の当初の段階で、弁護団は原告団の運営については関与しないという立場をとりました。

立証活動は結局は、厳格な証明が要求されているという前提で行わざるを得ませんでした。提訴当初、大阪では原告とするかどうかの基準を設けました。他方、弁護士が原告とするかどうかを選別するのはおかしい、提訴を希望する者は全員原告とすべきであるという意見もありました。通常の訴訟では、弁護士が勝訴不可能を承知で受任することは許されません。しかし、本訴訟は立証は困難、あるいはほぼ不可能であってもC型肝炎に罹患していることは証明できるのであり、あとはその原因が血液製剤の投与であることを立証するだけですから、通常の訴訟とは異なるという意見もありました。そこで、その後は原告とする条件を多少緩和し、その結果、原告数は一〇〇名を大きく超える結果となりました。しかし、その結果、厳格な証明を要求されても、なかなか証明がむずかしいと思われる患者も原告に加わることとなりました。そのような場合には、当該原告と同一あるいは類似の手術によって血液製剤の投与があったとされ和解に至った原告との類似性をもって、当該原告の投与の事実を立証することにしました。それが奏功すれば集団訴訟のメリットが活かされたことになります。ただ、必ずしもこの立証が奏功したとは言い難いのが現実です。

そこで、そもそも直接事実、本訴訟でいえば、血液製剤の投与の事実は、それがあったことを直接立証するほかに、それ以外にC型肝炎ウイルスに感染する事実はないという心証が裁判官において得られればよいという総論的な主張も力説しました。これは他に原因が「ないこと」を立証するというもので理論的にはありえない考え方のようにみえます。しかし、実際には、実質的にこのような考え方で因果関係があったとする裁判例が多いという論文に依拠した準備書面を提出し、また各原告の主張においては「他原因の不存在」という項目を立てて主張しました。

以上は大阪訴訟の苦労の一端です。本訴訟は、直接証拠がないところから始めた異例の訴訟でしたが、和解ゼロでなかったことがせめてもの救いです。しかし、多くの原告が全力を挙げて取り組んだにもかかわらず、所期の目的を達成できませんでした。これは司法の問題でもありますが、それ以上に、特別措置法を制定した国会の問題であり、また、問題に積極的に取り組まない行政、そして政治の問題でもあると思っています。

5　名古屋弁護団の汗と涙と願い

弁護士　北村　明美（名古屋）

一　カルテがないC型肝炎訴訟は原告にとってきわめて過酷です。

原告には、いわゆるカルテのある統一弁護団から断られたり、相談しても放置された方が多いのです。

過酷な理由は、次のとおりです。

（一）弁護士に依頼せずC型肝炎訴訟を提起したある方に対し、大阪地裁は、C型肝炎特措法は原告に立証責任を課していて、立証責任の転換を認めていないという判決をしました。大阪高裁もそれを支持し最高裁は本人訴訟の原告の上告を門前払いしました。最高裁まで行って確定しているのが、他の原告にとってつらいです。

被告国は、上記判決等を金科玉条のように持ち出して、原告に厳格な立証責任があると繰り返し主張します。

（二）被告国は、医師によってフィブリノゲン製剤の投与方針が異なると主張して、カルテが無いと担当医師の証人尋問を要求し、それに裁判所やいわゆるカルテのある統一弁護団もならい、集団訴訟のメリットを生かすことができませんでした。

全国の多くの医師達が「出血量五〇〇～一〇〇〇㎖であればフィブリノーゲンを使った」と述べていることを、医師の証言が無い方にも用いることができるなら、多くの方を救済できたにもかかわらずそれが認められないのです。

(三) 医師が協力してくれない!

・医師がどこにいるか判明し、診察を受けるなどして会うことができても、「そんなことを聞きに来たのかね。勤務していた病院に聞くのが筋。帰ってください」と強く追い返されたこともあります。

・原告が床に座って「何とか助けてください。フィブリノゲン製剤を使ったことを認めてください」と頼むと、年老いた医師は「かわいそうに」と言って持参した書面に署名しようとしてくれたのに、妻が奥から出てきて、「うちは使っとらん! 帰って! 帰って!」と怒鳴りつけ追い返されたこともあります。

・医師の代理人の司法書士や弁護士から、「医師は何十年も前のことは覚えていないので、今後は一切医師を訪問したり、電話したり、手紙を出したりしてくれるな」という内容証明郵便が来たことも、一件だけではありません。

・フィブリン糊を気胸に注入するという治療方法をした医師はすでに亡くなっていたので、原告と一緒に後医に証言してもらおうと何回も訪問し、ようやく力になってくれるというのでメールで話を詰めるところまでこぎつけました。ところが、途中から話がおかしくなり、昭和五五年四月にはフィブリン糊は使っていないはずだと言い出し、こんな裁判をやっているのは「代々木だろう」と決めつけて協力を拒否されました。こんな医師はだめだと思い、他の証人を必死になって探さざるを得ませんでした。

・医師やその妻は、フィブリノゲン製剤を投与したことによって、原告をC型肝炎にさせてしまったので、責任を問われるのではないかと恐れています。息子が大学病院の教授をやっているので、父医師がフィブリノゲン製剤を投与したことを認めれば、息子に傷がつくと思っている医師の妻がいました。医師や病院の責任を問うものではないと説明しても聞く耳をもたなかったのです。

（四）フィブリン糊を使ったと医師が証言してくれても、その手術の時期が昭和六三年四月以降で、その病院がベリプラストPを購入していると、フィブリン糊ではなくベリプラストPだからC型肝炎特措法の対象外だと国は主張します。この件は、ベリプラストPによるC型肝炎感染の国賠訴訟を別に提起せざるをえませんでした。

二　あまりにも、カルテがないC型肝炎訴訟が原告に酷で、原告の多くはフィブリノゲン製剤が投与された事実を認定してもらえそうにない。なんとか一人でも多く救済できないものか。このC型肝炎ウィルスに感染した方たちは、フィブリノゲン製剤投与のためでないというなら、輸血もしていない場合、どういうルートで感染したというのでしょうか。

すぐに思い浮かぶのは、集団予防接種の際の注射針や筒の連続使用や回し打ちです。先進国とかつては言われた日本において、予防接種法が制定された昭和二三年七月二日から昭和六三年一月二七日まで、そんな危険な集団予防接種の注射が行われていました。

歴史を紐解くと、日本で最初の強制予防接種は、一八七六年の天然痘予防規則に基づく種痘の強制です。その後、種痘法が一九〇九年制定されて、種痘の徹底が図られました。種痘は、天然痘の予防接種で、ワクチンを器具に付着させて、被接種者の上腕部に刺し、傷をつけて皮内に接種するものでした。江戸、明治、大正、昭和五一年の種痘が廃止されるまで器具は一人毎に変えることなく、連続して使用されていたことは容易に推定し得ます。

一人毎に注射針・筒・種痘の器具を替えず連続使用することは、B型肝炎ウイルスだけでなくC型肝炎ウイルスをも感染させる危険な行為です。

針刺し事故（C型肝炎患者に刺した注射針を誤って看護師が自分に刺してしまうような事故のこと）によって、C型肝炎ウイルスがその看護師に感染してしまった事実を報告した医師の論文さえあります。

そこで、集団予防接種によってC型肝炎に感染したと確信する方々が原告となり、国賠訴訟を提起しました。被告国代理人は、集団予防接種の際原告の前に予防接種を受けた人の中にC型肝炎の人がいたことを証明しない限り認められないと言い放つ。原告らは、集団予防接種を受けた時、自分らより前にいた人が誰だったか、C型肝炎だったかを調べること自体難しい。誰だっただろうか、その人の今の連絡先はどこか、クラス会もないし……で、原告らはみんなC型肝炎の人を見つけることができていません。

また、C型肝炎はB型肝炎と異なる点がある。B型肝炎の場合、幼少時に感染した人が持続感染するといわれているので、母子感染でないことを立証すれば、集団予防接種により感染したとおおむね言えますが、C型肝炎は、そうはいえない。C型肝炎の場合、大人になってから感染しても持続感染してしまうからです。
三　C型肝炎の方で、小学校一年生の時に同じクラスだった人の中にC型肝炎の人がいないでしょうか？

このままでは、B型肝炎患者を何万人も救済することができたようには、C型肝炎患者を救済することはできません。こんなにたくさんC型肝炎で苦しんできた方々がいるにもかかわらず、裁判所はフィブリノゲン製剤の投与によることを認めないし、集団予防接種の注射針・筒の使い回しによる感染も認めないとなると、輸血をしたことがない母子感染でもないC型肝炎感染者は、どのようなルートで感染したというのでしょうか。被告国や裁判所お得意の「何が原因でC型肝炎に感染したか不明の方が多い」で片づけられてしまうのです。

今からでも遅くはない。小学校一年生の時同じクラスだったり、同じ保健所で集団予防接種を受けた人の中に二人以上C型肝炎の人はいないでしょうか！

一人でも多く、C型肝炎で苦しんできた方を救いたいと思っています。

もちろん、名古屋弁護団では、フィブリノゲン製剤の投与によりC型肝炎になった方の提訴をこれからもやっていくつもりですし、一審で敗訴しても控訴審も代理人として弁護していくつもりです。

6　北海道弁護団の悪戦苦闘の後日談

弁護士　西村　武彦（札幌）

北海道弁護団は二〇一〇年に、一五人の弁護士で構成されました。釧路弁護士会の弁護士が四人、旭川弁護士会の弁護士が一名、札幌弁護士会の弁護士が一〇名です。団長は昭和一五年生まれの江本秀春弁護士（札幌弁護士会）が就任してくれました。

最初の札幌駅前近くの相談会には一〇〇人以上の方が相談会場に詰めかけました。その後も事務局長の事務所に問い合わせがひっきりなしにきました。南は函館市、北は稚内市、東は根室市、西は小樽市、全道各地から相談が舞い込みました。釧路の弁護士には根室市・釧路市・帯広市在住の相談者をお願いし、旭川の弁護士には旭川市・滝川市の相談者をお願いしました。こうして一五〇人を遥かに超える相談者に一五人の弁護士で対応しました。私は、遠方の函館市や稚内市に行きました。また、法律相談事務所に来ることができない体調の悪い原告の家まで、私は市内の出張相談もしました。そのための費用を捻出するため、弁護団は札幌援護基金に一〇〇万円の援助を求めました。相談や医師・看護師らと会うため、函館空港、稚内空港、紋別空港、女満別空港、釧路空港なども利用しました。札幌から飛行機だとどの空港にも一時間以内で到着しますが、汽車だと片道四時間、五時間、六時間とかかることもありました。また、交通の便が悪いところに住む原告のところには車で数時間もかけていきました。

結果として原告は四七人となりました。原告の尋問は主に札幌市にある札幌地裁で行いましたが、帯広、北見、富良野、岩見沢の裁判所でも尋問をしましたし、函館では市内の産婦人科の大きな会議室でも尋問をしました。

弁護団員が面談をしたり、連絡を取った医師は一五人以上います。一番遠方に住んでいた医師は名古屋でした。しかし、裁判所で証言をしてくれた医師は六人しかいませんでした。明らかに認知症になっている婦長さんに面談したりもしました。面談をさせてくれた家族の方は、「すみませんねえ。ここまで来てくれて。ご覧のとおり、お役にはたてませんよ」と労いの言葉を掛けて貰ったこともあります。

結果として、北海道では五人の原告が使用を認めて貰いましたが、主治医による証言で二人、看護婦による証言で三人が和解を勝ち取りました。しかし、それ以外の事案では和解を得ることはできませんでした。

弁護団はカルテや温度板やレセプトにどのように記載がされているのかを初めの頃は良く知らなかったのですが、岩内町の閉院になった医院にそのような資料があると聞きました。そこで、新聞にチラシをいれて、地区のその医院で出産し、現在肝炎に感染している方を募りました。二十数人の患者さんが連絡をくれました。私はその感染者の代理人として、その閉院になった医院に足を運び、保管されていた医療記録を皆で精査しました。その結果、実物から、レセプトの記載の方法、温度板への記載の仕方、フィブリノゲン製剤の点滴の量、輸血の記載の仕方等を学びました。それらの経験によって、弁護団の実力が飛躍的に伸びました。

また、原告団のメンバー（その多くは高齢です）と一緒に北海道選出の国会議員事務所を訪ねたこともありました。議員本人には会えませんでしたが、ある事務所では秘書が話を聞いてくれました。また、ある事務所では「資料を置いて行って」と言われました。原告の皆さんはどなたも真剣で、やれることを全てやりました。

弁護団の力不足だと言われればその通りですが、最後まで傍聴をしてくれた原告やその家族の方には、心から有難うございましたとお礼を申し上げます。

第6章　東京地裁『所見』の検討

弁護士　高橋　宣人（東京）
弁護士　土田　元哉（東京）

▼一　はじめに

二〇二二年五月三一日、東京地方裁判所は、一〇名の原告の方について、特定フィブリノゲン製剤が投与された事実が認められるとの判断を示しました。

この裁判所の判断は、「所見」と呼ばれる書面によって示されました。「所見」とは、裁判所が、C型肝炎の感染の原因となるフィブリノゲン製剤が投与されたか否かの判断を示す文書です。所見は正式な判決ではありませんが、原告にC型肝炎救済特別措置法に基づく給付金が支払われるべきかどうかの裁判所の見解を示す極めて重要なものです。

国、そして製薬会社は所見を受け入れ、一〇名の原告の方々が一気に救済されることとなりました。一〇名の原告について、国や製薬会社はこの所見が出されるまで、フィブリノゲン製剤が投与された事実を認めていませんでした。

当弁護団の事件全てで共通していることですが、原告の方が主張していたフィブリノゲン製剤の投与の原因となる出来事は千差万別であり、製剤が投与された事実を証明する客観的な証拠（カルテ、看護記録等）は全く存在しません。

そのような原告の方が、一気に一〇名も救済されるのは前代未聞の出来事でした。

しかし、示された所見の内容を検討していくと、救済された一〇例は、裁判所が苦心の末、時には思い切った事実認定を交えてフィブリノゲン製剤の投与を認定していることがわかります。投与の事実を裁判で証明せよ、という特措法の要件が、いかに患者に無理を要求し、裁判所に過度の負担を与えているか、これらの所見からも明らかになっているのです。

本稿では、所見の内容に触れつつ、裁判所がフィブリノゲン製剤の投与事実を認めた理由について、検討を加えることとします。

所見が出された一〇例を大まかに分類すれば、
① 当時の主治医などの医療関係者が裁判に出て証言を行ってくれた結果、フィブリノゲン製剤の投与が認められた例（二例）
② 医療関係者などが裁判で証言をしていないものの、フィブリノゲン製剤を原告に投与した可能性があるとの書面を作成してもらった結果、製剤の投与が認められた例（五例）
③ 医療関係者の協力が全く得られなかったものの、母子手帳などの一定の証拠から認められる原告の病状、出血量に加えて、原告本人の法廷での供述（話）を踏まえて製剤の投与を認めた事例（二一

例）

④その他の事例（一例）

に分けられます。本稿では、②から④までの八例と①のうちの一例（慢性C型肝炎になった時期が問題となった例）を紹介します。

▼二　②医療関係者などが作成した書面を基にフィブリノゲン製剤の投与が認められた事例

（一）佐藤静子さん（原告番号二番）

ア　事案概要

原告の佐藤静子さんは、昭和四三年一〇月一九日午後七時一七分頃、東京自動車連合健康保険組合柳橋病院において、自然分娩で第二子を出産しました。

この出産について、母子手帳には、分娩経過欄に、子宮頸管に裂けてできた傷があり、これを縫合したこと（子宮頸管裂傷縫合）、出血量については「多量」「七〇〇」という記載があり、輸血・輸液についての記載はありませんでした。

本件出産を担当したH先生は、以下の二つの書面を作成しました。

まずH先生は、平成二〇年五月一四日に、「製剤使用に関する証明」という題名の文書に署名押印しました。この文書（以下、「証明書」といいます）には、「柳橋病院は厚労省が発表したフィブリノゲン製剤を納入した医療機関のリストにあり、病院としてフィブリノゲン製剤を使っておりました。」「柳橋病院にはフィブリノゲン製剤が納入されて、同製剤を使っていた病院であったことや、母子手帳の記録、患者本人の記憶などの諸点からすると、昭和四三年一〇月一九日の」「（原告の）二子出産時の大量出血の際に、フィブリノゲン製剤が使用された可能性があります。」と記載されていました。

次にH先生は、同月一五日頃、「製剤使用証明書」という題名の文書に自ら記入して署名押印しました。この文書（以下、「回答書」といいます）には、佐藤さんの出産の際に（使用量や製造番号不明は不明であるものの）フィブリノーゲンを使用したこと、その使用は、出産時子宮頸管裂傷の出血に対する止血のためであったこと、本件回答書は佐藤さんからの聴きとりに基づいて作られたこと、の記載があります。

以上の文書を作られた後、H先生は本件訴訟が提起される前に亡くなってしまいました。

イ　所見の内容

裁判で国と製薬会社は、裁判で反対尋問を受けていないH先生の証明書と回答書は信用できないと主張し、この点が争いとなりました。

これにについて裁判所は、まず、H先生が回答書と証明書を作成した経過を次のように認定しました。

- H先生は、佐藤さんと面会する前、民放テレビ局の取材で、佐藤さんに本件製剤を投与した記憶がない旨回答していた

・その後、H先生が佐藤さんと面会し、佐藤さんが母子手帳等の記録とともに当時の長女の写真を見せた際に、H先生が当時の佐藤さんの住まいについて発言した
・さらに、H先生は、佐藤さんに本件製剤を投与した可能性は高いが、カルテが廃棄されている以上、断言はできないと回答した

その上で裁判所は、証明書や回答書に記入された内容は、H先生が、当時保有していた記憶の範囲内で、佐藤さんから聞かされた当時の病態等を踏まえ、H先生自身の認識や医師としての意見を記載したものということができるから、相応の信用性がある、としました。

これに対して、国と製薬会社は、佐藤さんの出産当時、フィブリノゲン製剤は入手困難で高価であったにも関わらず、これを「よく使用していた」とするH先生の記憶は、正確でない疑いがある、とも主張しました。

しかし裁判所は、国と製薬会社が主張するような実情があったとしても、H先生が作成された証明書等の内容が、客観的な証拠と食い違ったり、矛盾するというようなものではないし、H先生は佐藤さんが訴訟を提起する前に亡くなっている以上、反対尋問が実施できないのも、やむを得ない事情によるものと認め、H先生作成の証明書と回答書は有効な証拠であると判断しました。

(二) 原告番号六三番　中森圭子さん（仮名）

ア　事案概要

原告番号六三番の中森さん（仮名）は昭和五四年一二月六日午前九時七分頃、本島病院において、帝

王切開術により第一子を出産しましたが、出産後、出血が止まらなかったことから、別の病院（以下、「本件病院」といいます。）に搬送され、H先生の執刀の下、帝王切開の傷を縫い直す手術（帝王切開創再縫合手術）を受けました。

この手術に関する婦人科台帳には、中森さんの合併症として腹膜に血腫が発生していたこと（後腹膜血腫）が記録されていたほか、備考欄に「出血量三五〇〇㎖～四〇〇〇㎖」と記載されていましたが、フィブリノゲン製剤に関する記載はありませんでした。

また、平成一七年二月に、本件病院の産婦人科部長であった０先生は中森さんに、「証明書」と題された文書（以下「本件証明書」といいます）を作成してくださいましたが、この証明書には、フィブリノゲン製剤を投与した可能性について、具体的な言及はありませんでした。

本件訴訟の提起後、原告代理人が本件病院に対して弁護士会を通じて問い合わせをしたところ、病院から回答書が届き、①本件手術の際に、濃厚赤血球液と凍結血漿の投与を行った記録があり、止血のためにフィブリノゲン製剤を投与した可能性もあること、②本件病院では、昭和五四年当時、二〇〇〇㎖を超える出血や止血困難でＤＩＣが発生するリスクが高い事例に対し、フィブリノゲン製剤を投与した可能性がある、などの回答が得られました。

イ　所見の内容

裁判所は、中森さんが出産と手術をした当時の状態を、母子手帳や婦人科台帳の記載に基づいて、ＤＩＣを発症するおそれがあり、大量出血によってショック状態にあったと認定した上で、本件病院の回答書も信用できるものとしました。その理由として裁判所は、以下のように述べています。

・原告代理人が病院に問い合わせた文書では、中森さんの婦人科台帳や本件証明書の存在に言及されているが、本件病院は、本件証明書からさらに一歩進んで、『止血目的にフィブリノーゲン製剤を投与した可能性もあり。』という、踏み込んだ内容まで回答している。このことからすれば、本件回答書は、本件病院において、このような回答を行う意思決定の上で作成したものである。

・本件病院の回答は、「昭和五四年当時、二〇〇〇㎖を超える出血や止血困難でＤＩＣが発生するリスクが高い事例には、フィブリノゲン製剤を投与した可能性がある」という、当時の投与方針に言及して、これを理由にしているものであるから、それ自体に高い信用性、証拠価値がある。

裁判所は、以上のように述べて、本件病院の回答書の内容は信用できるとして、本件手術の際に中森さんにフィブリノゲン製剤が投与されたものと認めました。

(三) 原告番号一二三番　林田玲子さん（仮名）

ア　事案概要

原告番号一二三番林田さん（仮名）は、昭和五〇年七月三〇日、普通乗用車の助手席に乗車中、左方のガードレールに衝突する事故（本件事故）に遭い、内臓破裂、複数の骨折の重傷（腸壁破裂、横行結腸断裂、骨盤骨折、左大腿骨骨折、左下腿両骨骨折等の外傷）を負い、伊香病院に救急搬送されました。

林田さんを担当したＨ先生は、林田さんの傷ついた横行結腸を切除して良橋をつなぎ合わせ（横行結腸切除、端々吻合）、傷ついた組織を除去しつつ、腹腔内の液体を輩出する処置（挫滅組織除去、腹腔ドレナージ等）を実施しました（以上の措置を、以下「本件処置」といいます）。

本件処置については、カルテはなく、H先生が作成した個人カードがありましたが、フィブリノゲン製剤に関する記載はありませんでした。

H先生は、平成二二年七月四日付で「血液製剤使用に関する証明書」（以下「本件証明書」といいます）を作成し、本件証明書には、フィブリノゲン製剤が認可されて一〇年以上が経過していた事情等に加えて、「大量輸血を必要とするほどの多量の出血があったのであれば、フィブリノゲンの併用投与を行った可能性を否定するものではありません。」と記載しましたが、裁判に証人として出廷することは断られました。

イ　所見の内容

裁判所は、H先生の証明書は、当時の病態や本件処置について書かれた林田さんからの手紙を受け取ったH先生が、保存していた個人カードから本件処置に関してどのように記載するかを検討し、その後に林田さんと直接面談もし、自ら作成されたことを認定しました。

そして、このような作成経過を踏まえ、裁判所は「本件証明書が（中略）、資料や記憶がない点をどのような情報から補って記憶を述べたかについて、丁寧に説明しているものであることを併せ考えると、本件証明書には高い信用性が認められるものというべきである。」と説示しています。

そして裁判所は、H先生の尋問が実現していない点についても、原告が対面で協力をお願いしても協力が得られなかったこと、及び、H先生は現役であるとはいえ相当高齢であることからすると、反対尋問が実施できなかったことはやむを得ないことであって、これを理由に林田さんに不利な扱いはすべきでないとしました。

こうして裁判所は、H先生の証明書は信用できるとし、林田さんの病態からすれば、本件処置当時、Hさんは数千ミリリットルに及ぶ大量出血があったと思われること、H先生の投与方針からすれば、林田さんにはフィブリノゲン製剤を投与された事実が認められるとしました。

(四) 原告番号一五五番　松田明子さん(仮名)

ア　事案概要

原告番号一五五番の松田さん(仮名)は、昭和六一年一月三〇日、東京都立台東病院にて自然分娩により第一子を出産しました。本件出産の分娩取扱者は本件病院のF医師とM助産師でした。

本件出産後、原告は胎盤が対外に放出されなかったために出血が続き、同年二月三日、子宮を摘出する手術を実施しました(本件手術)。

なお、当時作成された入院証明書には、本件手術に関する記載がされていました。

F医師は令和三年三月二四日付で意見書(本件意見書)を作成しており、本件手術の経過に加えて、

- 「止血するためにできることはすべてやりました」
- 「(病院には)止血剤としてフィブリノゲン製剤が納入されており、必要な場合は、使用することができました。」
- 「したがって、止血の際に、フィブリノゲン製剤を使用した可能性があります。」

などと記載しました。

イ　所見の内容

この事例の最大の特徴は、意見書の原文を作成したのが松田さんであり、F医師が意見書に署名をして返送するまでの間に、二人が面談や電話をしたこともなかったという点でした。つまり、F医師が、松田さんのことを思い出して意見書に署名したのかどうか明らかでなく、意見の内容が正しいと言えるのかが問題となったのです。

しかし所見は、意見書とともに送付した資料には、本件手術に至る経過が書かれた入院証明書、病歴要約等が含まれており、意見書のうち事実関係を記載した部分については、F医師が正否を判断できること等を根拠に、F医師が

「原告が作成した意見書案に手を加えず、その内容を確認した上で署名押印をして本件意見書を作成し、原告あてに返送したことをもって、本件意見書に一定の信用性、証拠価値がある」

と判断したのでした。

その上で、所見は、手術当時の松田さんが、弛緩性出血と呼ばれる症状によって輸血量と同程度の約四二〇〇㎖もの出血に見舞われたと推認され、重篤な出血性ショックと評価される状態にあったことを認めました。そして、当時の松田さんがＤＩＣと診断可能な状態にあったことも根拠として、フィブリノゲン製剤が投与されたと判断しました。

（五）原告番号二〇九番　二木和子さん（仮名）

ア　事案概要

原告番号二〇九番の二木さん（仮名）は、昭和五一年一〇月二七日、小六病院で自然分娩により第一子を出産しました。

出産当時に作成された医療記録としては分娩台帳が存在しましたが、診療録は存在せず、母子手帳さえも現存していませんでした。

分娩台帳には、新生児の体重が三七〇〇gであったこと、出産時に会陰部の切開を行ったとの記載があるのみでした。

本件出産を担当したK医師は平成二〇年頃、

「当科の分娩台帳によりますと、新生児は三七〇〇gと大きく、分娩後弛緩出血、低フィビリノゲン血症（原文ママ）のため、（中略）乾燥フィビリノゲン一本、その他止血剤（中略）を点滴注射し救命致しました。」

などと記載された意見書に署名押印し、原告に郵送していました。

イ　所見の内容

本事例では、出産時の二木さんの病状を裏付ける客観的な資料が全く存在しませんでした。K医師が意見書中で上記の二木さんの状態について述べる部分は、医師自身の記憶のみに頼ったものと言わざるを得ませんでした。
しかも、意見書が作成されたのは出産から約三〇年もの期間が経ってからであり、医師の記憶が正確かどうか問題となりました。
この点、所見は、
• 各証拠によっても、具体的に意見書の記載内容の信用性（内容の信頼性）を疑わせる事情は見当たらないこと
• K医師を良く知る産婦人科医であるO医師が、K医師による記憶喚起について、「大量出血という稀な事象であるため、強く記憶に残るだろう」などと述べていること
を根拠に、K医師の記憶喚起の正確さは、三〇年という時の経過によっても左右されず、意見書の内容に重大な疑いがなければ、これを採用した上でフィブリノゲン製剤の投与について判断できるとしました。
そして所見は、本件出産後の出来事に関する二木さんの裁判での供述（①分娩後、休憩室で出血があり、意識が遠のく感覚があったこと、②看護師が二木さんの血圧を測り、「七〇、六〇」と言っている声をきいたこと、③二木さんが運び込まれた処置室内で、K医師が、大量出血をして血圧が下がっているから輸血が必要であると説明し、輸血が行われたこと、④輸血後、K医師が大量出血の対処のため処置が必要であると二木さんに告げ、麻酔を受けて秒数を数えている際に意識を失ったこと）を根拠に、当時の二木さんの病状と意見書の内容が符合しているなどと述べて、意見書の内容が正しいと判断し、フィブリノゲン製剤の投与があったと認めました。

▼三　③医療関係者の協力が全く得られなかったものの製剤の投与を認めた事例

(一) 原告番号一六五番　高山和子さん (仮名)

ア　事案概要

原告番号一六五番の高山さん（仮名）は、昭和五〇年八月二八日夜、伊勢市民病院にて第一子を出産しました（残念ながら、子は死産でした）。

出産日の午前九時頃、高山さんは自宅内で破水し、本件病院に搬送されました。午後五時頃には、局部から出血があり、出血が止まらずに帝王切開術が行われました。

高山さんは手術二日後の同年八月三〇日に意識を取り戻し、医師から常位胎盤早期剥離（胎盤が、分娩以前に子宮壁より剥離を起こしてしまうこと）を起こしており、二四〇〇mlの輸血を行い、子宮を摘出する措置を行ったという説明を受けました。出産について、母子手帳その他、フィブリノゲン製剤の投与に関する客観的な証拠は存在しませんでした。

イ　所見の内容

裁判所は、出産に関する診療録、手術記録が現存しないだけでなく、母子手帳も紛失していることを前提に、「供述証拠、医療文献その他の本件各証拠から、高山さんの具体的な傷病の状態に照らし」、フィブリノゲン製剤投与の事実を認めることができるか、という観点を示しました。

その上で、高山さんの病状、つまり、常位胎盤早期剥離が見られ、出産時に帝王切開術が実施されて子宮の摘出をしたこと、二四〇〇ccの輸血があったこと等については、客観的な証拠が存在しないものの、
・平成一〇年に原告が肝炎で入院した際に、早期剥離及び輸血の事実を申告していることに
・高山さんが出産時に出血が発生してから意識を失うまでの間の出来事を詳細に供述しており、これが常位胎盤早期剥離に一般的に見られる症状（強い痛み、外出血、その後のショック症状等）と整合していること
・輸血量については、高山さんが牛乳瓶一二本分との説明を受けたと供述していることを踏まえ、二四〇〇ccとの数字の記憶に維持につなげている
という点を踏まえて、高山さんの法廷での話を信用することができると判断しました。その結果、出産時、常位胎盤早期剥離によって大量出血を生じ、帝王切開術がとられ、そのまま子宮摘出に至ったこと、手術に際し、二四〇〇ccの輸血が行われた事実を認めたのです。

本事例では、医師の意見書などが作成されていませんから、主治医がフィブリノゲン製剤をどのような場面で投与するかも明らかではありませんでしたが、裁判所は、当時の文献を参照して、
・「常位胎盤早期剥離が高確率で母体にＤＩＣを引き起こす恐れのある病態であり、急速逐娩による止血が必要である」
・「輸血量二四〇〇ccという数量から少なくとも同程度の出血があったと推認される」
などとして、高山さんが子宮摘出にまで至って、胎児が死亡していることも考慮し、帝王切開術によっ

ても出血が収まらなかったため、出血源である子宮を摘出したことを認めました。

そして、当時、高山さんがＤＩＣを発症しており、これがフィブリノゲン製剤を投与すべき症状であることや、常位胎盤早期剥離の際の製剤の投与は、その典型的な用法であることを考慮して、フィブリノゲン製剤が投与されたと認めました。裁判所は、この事例については、医師の個々の方針によってフィブリノゲン製剤の投与が左右されるとは考え難い、つまり、どの医師でもフィブリノゲン製剤を投与したであろうという判断をして、医師の協力がないにも関わらず、製剤が投与されたと認めたのでした。

(二) 原告番号一七九番　大崎ヒロ子さん（仮名）

ア　事案概要

原告番号一七九の大崎さん（仮名）は、昭和五九年七月二七日、福岡県所在のＫ産科医院にて帝王切開術により長男を出産しました。この出産の分娩取扱者は、Ｋ医師とＳ助産師でした。

出産後、大崎さんは弛緩性出血により出血が止まらず、その日のうちにＫ医師は原告の子宮を摘出する手術を行いました（本件手術）。

大崎さんの母子手帳の「出産の状態」中の出血量の欄には、「多量」に○がつけられているが、その横の「（　）㎖」欄には何も記載はなく、原告の出産当時の出血量を証明する客観的な資料はありませんでした。

イ　所見の内容

本事例の所見の特徴は、主に大崎さんの法廷での話に基づいて、当時の症状やフィブリノゲン製剤の投与の事実について判断を行っていることです。
大崎さんは法廷で
• 出産当日の午後六時一〇分頃に気分が悪くなり、その後の記憶を失ったこと
• 子宮を摘出する手術当日の午後一一時三〇分頃に意識を取り戻し、その翌日には、夫から、K医師が、出血が止まらず、命の保証ができないから子宮を摘出する旨述べたと聞かされたこと
• 自身がK医師から、止血はしたが子宮を取るしかなかったので、子宮を上部だけ残して摘出したと説明を受けたこと
• 手術後、手術に立ち会った看護師から、縫合後に膣の方から水道の蛇口をひねったように、じゃっじゃっという感じで洗面器いっぱいくらいの量の出血があり、出血量が二リットル近いのかとの原告の問いかけに「それぐらいいかな」などと返答したこと
など、記憶に基づいて出産に関する話をしました。所見は、当時の大崎さんが作成していた育児日記を参考に、記憶を再現する助けとしていた日記の内容が信用できると判断しました。
その上で、所見は、大崎さんと看護師との会話に関する供述について、弛緩性出血は多いときで二～三リットルに及び、やむを得ず子宮摘出術に至る場合もあることや、弛緩性出血が暗赤色で波状的に出現するとの医学的知見を基に、出血の仕方や量に関する大崎さんの話が合理的な内容であるとして、信用できると判断しました。結果、大崎さんについては手術当時、「出血開始から二四時間以内に二〇〇〇㎖に及ぶ出血をし、DICを発症するおそれのある基礎疾患があったと認められたのです。
また、大崎さんによれば、訴訟を提起した後、K医師及びS助産師がそれぞれ大崎さんと会話した機

会に

・「止血剤は、自分のお守りだからね、使ったよ。」

・「子宮を取るほどの出血であれば、止血剤は使ったと思います。」

などと伝えられており、このことを法廷で話していました。所見は、K医師が昭和四四年まで勤務していた大学病院産婦人科で、昭和四一年頃までは産科における大量出血に対しては特定フィブリノゲン製剤を使用して止血するのが当然であるとの考えが知られていたという事実を踏まえて、

・「これはK医師の投与方針を直接裏付けるものとまでいうことはできないが、原告がK医師から、『止血剤は自分のお守りだったからね、使ったよ。』と言われた旨の供述の信用性を補完する事情の一つであるということができる」

と述べ、S助産師の発言も同様に、大崎さんの話を信用できると評価すべき事情であると述べました。

このような判断の結果、所見は、大崎さんの話を基に、K医師が

「原告の傷病名、出血量や輸血、子宮摘出に至ったこと等の病態等を認識した上で、K医師が原告に対して『止血剤は、自分のお守りだからね、使ったよ』と説明したものと認めることができるから、この限りにおいて、本件手術に際し、自らの投与方針に照らして意見を述べたものと認められる。」

と述べて、フィブリノゲン製剤が投与されたと認めたのです。このように、所見は、大崎さんの供述を主な根拠として製剤が投与されたことを認めました。本事例では、主治医であったK医師が、どのような場面でフィブリノゲン製剤を投与していたかを示す証拠はありません。しかし裁判所は、「止血剤は、

自分のお守りだったからね、使ったよ」といったK医師らの発言も踏まえて、投与が認められるとしたのです。

(四) その余の事例(前記④。原告番号二〇二番)

ア 事案概要

原告番号二〇二番は七〇頁で寄稿してくださっている辻さんの事例です。辻さんは心房中隔欠損症という心臓の病気の治療のため、昭和五四年三月二九日、熊本大学医学部付属病院第二外科で、N先生の執刀で、開胸手術を受けました。この手術から約二週間後の同年四月一〇日、辻さんは脈拍の発作(心房性期外収縮)を起こし、一三日には更に別の発作(突然頻拍発作)を起こしました。これに対してN先生は、心電図や心エコーで、心臓に液体が溜まってしまっているのを確認し、心臓にチューブを刺して、溜まった液体二六〇ccを抜きました。

辻さんが受けたこれらの治療について、病院にカルテやフィルムは残っていませんでした。一方で、当時、N先生が病院内で、辻さんにした開胸手術と、チューブで液体を抜いた手術(以下では、所見の略称に倣って「PT術」といいます)を報告した、研究報告書と手術台帳が発見されました。もっとも、これらの文書には、フィブリン糊を使ったかどうかに関する記載はありませんでした。

イ N先生の意見書と、これに矛盾するN先生の証言

辻さんがN先生に意見書を書いていただくまでの経緯、N先生が裁判所では全く異なる証言をされて

しまったことは、七〇頁の辻さんの寄稿のとおりです。

　具体的には、N先生の意見書では、最初の開胸手術の時に、出血を止めるためのチューブをつないだ二カ所、血液を補充するためのチューブをつないだ一カ所、その後のPT術で液体を抜くチューブをつないだ一カ所、以上の計四カ所にフィブリン糊を使用した可能性があり、特に開胸手術でフィブリン糊を使用した可能性が高い、とされていました。しかしN先生は、平成二九年の尋問で、この内容を全て否定してしまいました。

ウ　裁判所の判断

　こうして、辻さんの裁判では、N先生の意見書と、N先生の尋問での証言、どちらが信用できるのかが問題となりました。この問題に対して裁判所は、以下に述べるとおり、「意見書の作成経過」と「意見書の内容の合理性」の観点から、N先生の意見書は、N先生の証言よりも信用できる、と判断したのです。

(ア) N先生の証言の信用性について

　裁判所は、N先生が尋問でした証言の信用性を以下のように検討しています。
・N先生は法廷で、しっかり縫合をして二〇分様子を見て大丈夫であれば、フィブリン糊を使わなくても、出血はしない、という趣旨の証言をした。しかし、医学論文では、縫合で完全に止血した場合でも、縫合部から出血した例が報告されており、N先生の説明はこれに矛盾する。
・N先生は、フィブリン糊について、「原告からの相談を通じて初めて知った」「そのような術式を知ったのは、昭和六〇年以降である」などと証言している。N先生のこれらの証言はお互いに矛盾しているし、同じ日の証言でN先生が、「当時フィブリン糊を使用したこともある」と証言しているのとも矛盾する。実際に第一外科で使用されていたフィブリン糊について、共通で消化器手術を担当していた第二外科のN先生が全く知らないとは考え難い。

・もしN先生が、本当にフィブリノゲン製剤は使われなかったと考えていたのなら、N先生は意見書を書くにあたって、（単なる記憶違いや思い違いでなく）フィブリノゲン製剤を使用した可能性があった、という全くの嘘を述べ、その嘘のために、根拠のない前提を用いて誤った推論をしたことになる。しかし、なぜそのような虚構の意見書を作成したことになったか、説明はない。

・N先生は尋問で、意見書について聞かれると、説明を拒否して、一方的にフィブリノゲン製剤は使っていない、と言い張るばかりで、なぜ意見書と証言とで意見を変えたのか、合理的な説明はなかった。

（イ）意見書の信用性について

以上のようにして、N先生の証言について検討する一方、裁判所は、N先生の意見書作成について、以下のように検討しました。まず、裁判所は、N先生の意見書は、辻さんが弁護士と共にN先生のお宅へ何度も足を運んでお話をし、N先生の要望に応じて意見書を書くための資料を探して提供したことを認め、N先生の指示に沿って案文が修正され、出来上がった意見書にN先生が署名・押印をしたことを認めました。

そのうえで、この作成過程からすれば、N先生の意見書は、「手術台帳、（中略）医学論文などの客観資料のほか、（中略）原告の陳述書などを提供して、同医師の記憶喚起を促し、何度も自身で確認させ、本件手術等の内容に関する同医師の意見として、具体的な陳述を得たことが認められる。」として、N先生が、喚起された記憶に基づき、N先生自身の意見として書かれたものであることを認めました。

以上に続き裁判所は、N先生の意見書の内容の合理性に着目し、

・昭和五九年当時、医学的知見として、「心臓手術ではウージングによる出血（じわじわと続く出血）が必ず起こり、その止血にフィブリン糊が有効である」とされていたこと

・本件の病院を含め、全国的に心臓外科でフィブリン糊が広く使用されていた事実があること

といった当時の事情からすると、N先生の意見書は、本件当時の医学文献等の資料の内容と合致する、合理的な内容になっていると認めました。

なお、被告国は、昭和五六年六月の学会で初めて、フィブリン糊を使用した症例が報告されていることを理由に、「フィブリン糊が使われたのは昭和五六年六月以降のはずであり、昭和五四年の辻さんの手術ではフィブリン糊が使われたとは考えられない」という趣旨の主張をしました。しかし裁判所は、辻さんが手術を受けた同じ病院の第一外科の論文の中に、「昭和四六年三月からフィブリン糊が使用されていた」という報告があることから、医学論文や学会で発表されていなくても、医療の現場では、遅くとも昭和四〇年代から、フィブリノゲンを用いた止血方法が行われていたことがうかがわれる、として、被告の主張をしりぞけました。

（ウ）裁判所が出した結論

このような検討を踏まえて裁判所は、「本件意見書は、数年間にわたり、A医師の意向を丁寧にくみ

取って作成された経過があり、かつ、当時の医学的知見に沿った内容であるから、相当程度信用性があるものといえる」と述べて、意見書は信用できる、と判断し、意見書の内容に沿って、辻さんが当時、フィブリン糊としてフィブリノゲン製剤の投与を受けた事実を認定しています。

以上の事例をまとめると、次の通りとなります。

	Dr.の書面がある 病院の書面がある	出血量（輸血量）	Dr.の証言あり	原告の病状等
原告番号二	○	700㎖		
原告番号一四	○		○	
原告番号三一	○		○	
原告番号六三	弁護士会を通じた照会に対して、病院の回答あり○	婦人科台帳 ○ 三五〇〇〜四〇〇〇㎖		帝王切開
原告番号一二三	○	大量輸血 多量出血		交通事故
原告番号一五五	○	○ 輸血四二〇〇㎖		弛緩性出血 子宮摘出

原告番号一六五	×	本人の記憶 二四〇〇mℓ		子宮摘出 母子手帳なし
原告番号一七九	×	母子手帳 出血量「多量」 本人二ℓときいている		弛緩性出血で子宮摘出 じゃっじゃっと出血
原告番号二〇二	○		※意見書と正反対の証言	
原告番号二〇九	○	六〇〇mℓの輸血		新生児三七〇〇gと大きく母子手帳なし

▼四　製剤の投与以前からの慢性C型肝炎患者が救済された事例

(一)　事例

本件は、昭和六二年一月二三日、労災事故により多発骨折、開放性骨折、骨盤骨折の傷害を負い、大学付属病院に救急搬送された患者の安西さんの事例です。

この事例では、事故の当時、患者の主治医と同じ病院に勤務していた医師に裁判に出席いただき、患者の方にフィブリノゲン製剤が投与された可能性が高いという証言を得ることができました。その結果、裁判所は、労災事故による負傷に伴う大量出血への止血のため、製剤が投与された事実が認められると判断しました。

問題となったのは、製剤の投与と安西さんの慢性C型肝炎との因果関係でした。同氏が慢性肝炎と診断されたのは昭和六二年の一一月二二日。事故と同じ年でした。そして平成三年、安西さんは肝硬変と診断されました。

しかし、慢性肝炎が進行して肝硬変になるまでは、二〇年~三〇年もの期間がかかると知られています。安西さんに事故のあった昭和六二年、フィブリノゲン製剤の投与によってC型肝炎にかかったとすれば、肝硬変になるのが早すぎるのです。国や製薬会社はフィブリノゲン製剤が投与されるよりも前の時期から肝炎にかかっていたのではないかと指摘し、製剤の投与より前に肝炎にかかっていたのであれば、C型肝炎救済特別措置法六条二号の「慢性C型肝炎に罹患した者」には該当しないと反論していました。

(二) 所見の内容

この点、裁判所も、フィブリノゲン製剤が患者に投与されたという事実は認めながら、C型肝炎に罹患した時期は、製剤の投与より前の時期だと判断しました。

しかし、裁判所は、C型肝炎救済特別措置法の趣旨に触れながら、患者を救済しました。所見は「C型肝炎救済特別措置法が、慢性C型肝炎に罹患した者(六条二号)と特定C型肝炎ウイルス感染者一般（六条三号）を区別し、給付金の額に差異を設けている趣旨は、C型肝炎が一旦慢性化すると、肝繊維化が緩徐に進行し、自然治癒は稀であることなどから、慢性C型肝炎の患者の闘病に当たっての肉体的及び精神的負担並びに医療及び健康管理に係る経済的負担は相当に重く、かつ、それが長期間にわたって継続することが想定されることに鑑み、医療、健康管理等に係る経済的負担を含む健康被害の救済を図る法の趣旨に照らし（法三条一項）、慢性C型肝炎に罹患した者（法六条二号）に対する救済を手厚くしたものであると考えられる。」「法六条二号規定の慢性C型肝炎感染者として備えるべき要件はその文言上、罹患の事実のみが規定され」ている

として、法律によって救済されるのはフィブリノゲン製剤の投与によって慢性C型肝炎に罹患した人に限られるという国や製薬会社の立場によっては、救済の範囲に法律の文言にない制限を加えることになってしまうとして、国や製薬会社の主張を採用しませんでした。そして、フィブリノゲン製剤の投与後に肝機能の異常が判明した者が投与後に被る負担は、投与前に既に慢性肝炎の状態にあったか否かによって異ならないなどと述べて、

「（フィブリノゲン製剤の）投与後に肝機能の異常が判明し、又は自覚症状が現れて慢性C型肝炎の診断及び治療を受けた者についても、法六条二号による救済の必要性が等しく認められるものというべきである。」

と判断し、安西さんが「慢性C型肝炎に罹患した者」（法六条二号）に当たるとしたのでした。裁判所は、フィブリノゲン製剤の投与が認められるのであれば、投与前に慢性C型肝炎にかかっていた方についても救済するという姿勢を明確に示したのです。

▼五　所見に対する評価

あえて指摘するまでもなく、本事件では、製剤投与の事実を直接証明するカルテが残っている患者など存在しません。

C型肝炎救済特別措置法が制定された平成二〇年は、特定フィブリノゲン製剤が多用されていた時期（昭和四五年から昭和六三年頃）のはるか後です。この法律が制定された時点でカルテが廃棄されている例は枚挙にいとまがなく、法制定をきっかけに救済を得ようとした患者が自身のカルテを取得できない事態が生じるのは当然です。

そもそも、C型肝炎は、罹患から発症まで長期間を要する例も多いのですから、患者が肝炎に気づくまでの間にカルテが廃棄されてしまうことも生じます。フィブリノゲン製剤投与の事実の証明のためにカルテが必須とされれば、救済される方の範囲は、不当に狭くなってしまいます。

紛失する証拠はカルテに留まりません。本項で取り上げた事例からも明らかな通り、当時のことを知る主治医等の医療関係者の高齢化、死亡、病院の閉鎖によって法廷で証言を得られなくなる、患者が保有する記録（母子手帳等）もなくなり、患者自身の記憶も失われてしまいます。

所見の最大の特徴は、フィブリノゲン製剤が投与された事実の証明が困難な本事件の特性を考慮し、多様な証拠を総合的に評価し、柔軟に投与の事実を認めていることです。

裁判所は、特定フィブリノゲン製剤の投与の事実認定について、以下のような一定の枠組みに沿った判断を行っていると思われます。

まず、患者が、フィブリノゲン製剤の適用対象であるＤＩＣや低フィブリノゲン血症に陥っていると認められる場合などには、病態自体の認定に基づき、投与の事実を認める。

⇦

患者の病態自体からでは、証拠不十分で投与事実が推定されない場合であっても、医療関係者の証言などから主治医の製剤の投与方針が明らかとなり、かつ、その方針の下で製剤が投与された可能性が十分に認められる場合には、投与可能性を否定する特別な事情がない限り、投与事実を認める。

⇦

主治医の投与方針を直接裏付ける証拠が存在しない場合についても、製剤の投与に関する医学的な知見を参考としながら、間接的に投与方針が裏付けられるか否かとの点に加え、患者の出血量や予後も考慮した上で認定できる病状も考慮し、製剤投与が認められるか検討する。

所見は、概ね上記のような判断を行っていると捉えられますが、判断の根拠とした証拠に対する評価は柔軟なものと言えるでしょう。

例えば、医療関係者が裁判で証言してくれないものの、意見書などを寄せてくれている事例です（②）。一般的には、裁判所は関係者の証言を実際に法廷で聞き、訴訟の相手方の反対尋問も経て、証言が信用できるか確認できないのであれば、意見書等の記載内容を受け入れないことがほとんどです。しかし裁判所は、医療関係者の高齢化や死亡などの事情で証人尋問が実施できない事情があることを踏まえ、意見書や証明書の作成の過程を詳細に考慮した上で、記載内容に重大な疑問があるかを検討し、その結果、意見書などが信用できるとしました。

このような判断は、やむを得ない理由によって証人尋問が実施できない事例が多いこの裁判の特性を踏まえて、反対尋問で吟味されていない書面に信用性を認める、珍しい判断といえます。

なお、第一項の④で「その余の事例」に分類した事件（辻さんの事例）は、医師が製剤の投与可能性を肯定する内容の意見書を作成したにも関わらず、裁判に出廷した際、突如として、フィブリノゲン製剤を投与したことはないなどという正反対の証言をした特殊な事例でした。所見はこの事例でも、意見書の作成過程を極めて具体的に認定し、意見書の記載に反する法廷での証言が信用できないと判断しました。その意味では、辻さんの事例は、反対尋問を経た証言よりも、従前に作成された意見書を信用している点で、更に踏み込んだ判断といえます。

さらに特筆すべきは、医療関係者作成の意見書さえ存在しない二件の事例に関する判断です（第一項③参照）。この二件では、製剤の投与方針を直接裏付ける証拠は全く存在しませんでしたが、所見は、供述証拠や、医療文献を含む証拠に基づき、原告の症状を特定した上で、フィブリノゲン製剤投与の事実が認められるかとの観点から、様々な証拠を総合的に考慮する姿勢を示しています。

そして、実際に裁判所は、当時の医療文献のほか、原告本人の話をも手がかりとして原告の病状を特定しています。この二名の原告については、病状や出血量を裏付ける客観的な資料が極めて乏しかったものの、原告の証言を根拠に大量出血の事実が認定され、製剤の投与事実が認められることとなりました。このような判断の方法は、当時の病状に関する資料さえ紛失することが多い本事件の特性を踏まえて柔軟な証拠評価を行ったものと言えます。しかし一方で、投与の当時から数十年を経た現在、裁判所において、このような証拠評価をしてもらえなければ、特措法が求めるハードルは超えられないことも明らかになっているのです。

最後に、本件製剤の投与以前から慢性C型肝炎に罹患していた事実が前提とされた患者が「慢性C型肝炎に罹患した者」（C型肝炎救済特別措置法六条二号）に該当するとされた事例（原告番号三一番）は、法解釈の点で患者の被害救済、負担軽減を重視した判断ですが、この所見からも、患者の救済に際して、裁判所の高度な法解釈を要したことに、特措法が抱える問題点が表れています。

以上の通り、本所見で示された投与事実の認定方法や法解釈は、患者の救済が、司法の場に丸投げされたことで、本来「高度の蓋然性」で事実の立証を求める裁判所が、相当に踏み込んだ判断をしなければ、救済されるべき事案も救済されないことを明らかにしました。

C型肝炎救済特別措置法の衆議院付帯決議は、患者の一律救済の理念の下、「『投与の事実』、『因果関係』及び『症状』の認否に当たっては、カルテのみを根拠とすることなく、手術記録、投薬指示書等の書面又は医師、看護師、薬剤師等による投与事実の証明又は本人、家族等による記録、証言等も考慮すること」

と定めています。

今回の裁判所の所見は、まさに、この付帯決議に則った柔軟な判断といえます。しかし一方で、それぞれの所見を見れば、付帯決議の示す判断手法が、裁判所に過大な負担を課していることも明らかです。

何より、所見によっても救済され得なかった多くの患者がいる事実も考えあわせれば、今求められるのは、付帯決議の趣旨を超えて、特措法の枠組みそれ自体を見直すことなのです。

第7章 東京地裁二〇二三年七月一九日判決批判

弁護士　山口　広（東京）

▼第1　はじめに

一　東京弁護団は東京地裁に五回訴訟提起しました。患者二三七名ですが、すでにC型肝炎の悪化などのために死去している方もいるので、その相続人が原告になっていることも多く、原告は二七〇名です。すべてカルテがない患者の訴えです。そしてそのほとんどが昭和三九年末以降昭和六三年より前に大量出血のためフィブリノゲン製剤を投与されてC型肝炎になったと主張している事案。つまり長い人は四五年、短い人でも二〇年以上、なぜC型肝炎に罹患したのか原因不明とされつつ、病気に苦しみ続けた患者たちです。

平成二二（二〇一〇）年一一月二九日　原告一〇三名

平成二三（二〇一一）年　五月三一日　原告　五五名

平成二四（二〇一二）年　二月二九日　原告八二名
同年　　　　　　　一二月二〇日　原告二九名
平成二八（二〇一六）年一一月一四日　原告　一名

二　東京弁護団では、医療関係者三一名（内医師二四名、看護師・助産師七名）の方々に証言していただきました。病気をおして証言下さった先生、忙しいにもかかわらずご証言いただいた先生、関わりを嫌がっておられたけれども患者やその家族・弁護士のお願いを聞きとどけてくださった医師、助産師、看護師の皆様には心から感謝申し上げます。

原告本人やご家族は九五名が証言しました（原告本人は「供述」と言います）。このうち、テレビカメラを通した尋問を受けた方は二六名います。医療関係者のテレビカメラを通した証言も五名にお願いしました。コロナ禍の渦中であったため、このような事態になりました。

原告（患者）のうち二〇二二年七月五日に和解成立で救済された一〇名を含め、東京地裁では三二件について救済を実現できました。

しかし一四八件について訴訟を取り下げました。これは、今後新たな証拠が見つかるなどした場合、敗訴判決が確定すると救済の余地がなくなるので、あえて選択して取り下げた方々です。従って、七月一九日の判決を受けた患者原告は五六名（原告七三名）にとどまっています。

この中には医師や看護師に証言していただいたにもかかわらず、和解による救済ができず請求棄却の判決に至った原告がいます。

また、裁判所がフィブリノゲン製剤投与が原因でC型肝炎に罹患したと認められる原告一〇名については、二〇二二年五月三一日付けで裁判所の所見が示されて、七月五日に一〇人が和解により救済されることになりました。従って、七月一九日の判決は原告にとっては事前に敗訴が確実という苦しいものでした。

それでも控訴して筋を通した救済を実現したいという原告とおそらく控訴はしないけれどもこれまで一一年間がんばってきた結論を見届けておきたいという原告がこの判決を迎えることになったのです。

三　判決は大きく二部に分かれています。

前半の四三頁までが総論で六〇頁までの一七頁は目録やC肝特措法の条文などです。そして六一頁から四五二頁までが各論即ち各原告についての判断となります。各原告の主張をなぜ認めないのかその各原告についての理由が述べられています。

そこで本章では、第2として総論部分、第3として各論部分について論じることと致します。

▼第2　判決の総論部分について

1　判決要旨から

（1）本件訴訟の判決文は長大であるため、裁判所は四頁に短縮した「判決要旨」を作成してくれました。

そこに本判決の四三頁に及ぶ総論部分のエッセンスが示されていますので、そこから本判決の要旨を説明すると次のとおりです。

（2）判決要旨は主文の前にこの訴訟についてこう指摘しています。

〈本件訴訟における当該患者は、問題となった診療行為が三〇年以上前のことであり、文書保存期間経過や廃院などのため、診療録、看護記録、レセプトなどの重要な資料が現存しておらず、「投与の事実」を診療録等から容易に証明することができないという共通点がある。〉

〈本件の主要な争点は、「投与の事実」が認められるかである。

原告らは、カルテがないため、その他の資料などから間接事実を積み上げる方式による証明を余儀なくされたが、当該診療行為に関わった医師、看護師、助産師らの医療従事者による証言、陳述書、証明書や診断書、各種台帳、母子健康手帳などの医療関係記録を中心として、当該患者本人が当時書き留めた記録、別の医療機関にかかった際の既往歴の記録、医師らから聞き取った記録、そして、本人や近親者の供述など幅広く立証が行われた。〉

本判決の前提としてこう述べられていることは、当弁護団としてもそのとおりと認めます。問題はそのような立証の困難を抱えるカルテがないC型肝炎患者に、C型肝炎特措法の前文に明記された「我らは、人道的観点から、早急に感染被害者の方々を投与の時期を問わず、一律に救済しなければならないと考える」とし、「一律救済の要請にこたえるには、司法上も行政上も限界があることから……この法律を制定する」という主旨に則して、この法律がどう運用されたかです。

2　投与事実認定の要件と立証の程度

（1）判決要旨は「1　投与事実認定の要件　立証の程度」としてこう整理しました。

〈（1）原告らは、まず、①当該患者が「投与の事実」を証明しなければならない枠組みに問題があると主張して、証明の対象を「フィブリノゲン製剤投与の対象となる病態の存在」と「フィブリノゲン製剤の使用可能な状態での存在」と「他原因の不存在」に置き換えるべきであると主張し、次いで、②C肝特措法の一律救済の理念から、「投与の事実」の立証の程度を「高度の蓋然性」ではなく、十中八九の確実性という程度まで軽減すべきであると主張した。〉

確かに我々は大量出血のため止血しないと命が危ない状況などがあり、製剤が納入されている病院であるなどの事情があって、他にC肝罹患の可能性がないなら十中八九フィブリノゲン製剤投与が推認できるから救済対象とすべきだと主張しました。

〈（2）しかし、当裁判所は、原告らの主張を採用しなかった。〉

その理由を判決要旨はこう述べています。

〈①について、原告らの主張によれば、当該患者の病態（傷病の状態）がフィブリノゲン製剤投与の対象となる病態に当たるかどうかという審査により、該当すれば、当該患者が投与を受けた事実が認められることになるというが、C肝特措法3条1項及び2条3項は、「投与の事実」を給付金支給要件とする旨明確に規定している一方、原告らが主張する要件を同法から読み取ることはできない。そして、特定フィブリノゲン製剤の医学的適応が認められているＤＩＣ（播種性血管内凝固症候群）が、医学的知見によれば、画一的な認定が行われるべきではなく、例えば、大量出血があったとしても、その他の臨床症状や全身状態を総合して初めて認定できるとされていることと原告らの主張する要件の定立方法とは整合しないというべきである。

②について、C肝特措法四条に基づき、裁判所が民事訴訟の枠組みの中で「投与の事実」を認定する以上、特別の規定がない限り、証明の程度を軽減することはできない。そして、C肝特措法に特別の規定はない。〉

(2)ア　要するに判決は、特措法第四条が「特定C型肝炎ウイルス感染者」であって、判決や和解などで認められた患者を救済すると定めており、「特定C型肝炎ウイルス感染者」とは同法二条3項でフィブリノゲン製剤「投与を受けたことによってC型肝炎ウイルスに感染した者」と定められているから、原告が主張している事実だけでは不十分で、大量出血時の「臨床症状や全身状態を総合して」個別に投与の事実を十中八九間違いないではなく高度の蓋然性のレベルまで立証しないと救済できないというのです。

「高度の蓋然性」とは何でしょう。

最高裁の昭和五〇年一〇月二四日のルンバール事件判決が有名です。この判決で最高裁はこう述べています。

「訴訟上の因果関係の立証は、一点の疑義も許されない自然科学的証明ではなく、経験則に照らして全証拠を総合検討し、特定の事実が特定の結果発生を招来した関係を是認しうる高度の蓋然性を証明することであり、その判定は、通常人が疑を差し挟まない程度に真実性の確信を持ちうるものであることを必要とし、かつ、それで足りるものである」

何だか弾問答みたいですね。

かつて大阪地裁で医事部の裁判長だった大島眞一氏は「医療訴訟の現状と将来—最高裁判決の到達点—」と題する論文で「あえて数字で説明すると、八〇%程度確かであるという状態を指す」と述べています。

何だ、では「十中八九間違いない」と同じことではないかと言いたくなりますが、裁判所が求める「高度の蓋然性」の立証の程度は、我々が主張する十中八九のレベルではないようです。「画一的な認定」ではなく、より具体的に各事案の「臨床症状や全身状態を総合して」こんな状態だったのだからフィブリノゲン製剤を投与したと認定できるでしょうというくらいまでの立証が必要というのです。

イ　それでもまだ判りにくいですね。私の一二年間のこの訴訟で苦労してきた体験に基づいて述べます。手術・出産の主治医や看護師が原告Eさんのことを覚えてなくても、「あの頃母子手術や手術台帳に書かれているような大量出血があったら、当時の私なら輸血だけではなくフィブリノゲン製剤も投与したと思う」と証言していただければ認められるでしょう。しかし、母子手帳やその他大量出血だったことを証明する書類等がないと原則ダメだというのが、裁判所の一応の基準のようです。

慎重な主治医や看護師が、「カルテもないし、当時のメモもないのに、昭和四五年の大量出血の時どうしたかと聞かれてもねえ、何とも言えない」という証言ではダメ。主治医が、

「確かに当時は何人かにフィブリノゲンを投与しました。Eさんにも投与したかもしれません」と証言されると、国や製薬会社の代理人が根掘り葉掘り当時の記憶力をテストするような質問を

延々とします。そこで、どうしてそんなつまらんことを何度も聞くんだと憤った医師が「だから投与の可能性あると言ってるでしょ」と言い張り、「では何%の確率でそう言えますか」と迫られて、「九〇%かなあ、いや一〇〇%と言ってよい」と言われると原則高度の蓋然性はクリアー。ところが、優しい性格の医師が「四五年前のことですよ。そんな何%の確率と言われてもねえ。判りませんよ」と証言されると結論は微妙。裁判の実情はそのレベルなのです。

私は二〇人以上の医師が法廷で証言していただく場に立ち会いました。平日昼間の二時間余り、忙しい病院での診療に穴を開けて、あるいは高齢で体調が優れないにも関わらず、気の毒なC型肝炎患者が自分の証言で助かるならという純粋に親切心で堅苦しい裁判所の証言席でご証言いただけることに、本当に心から感謝し、深々と頭を下げました。その優しいお心に何度も涙しました。

それでも、理科系の人らしく、判らないことを想像で言うわけにはいかんとして、慎重な言い方をされたせいで「高度の蓋然性は認められない」とされてしまった事案も少なくありません。

(3) しかも裁判所は、前述したC型肝炎特措法四条で「特定C型肝炎ウイルス感染者」であると裁判上の判決や和解で認められた患者でないと救済対象としないと定められている以上、原告患者にフィブリノゲン製剤投与がなされているという数十年前の事実を裁判上の手続で原告側が立証する責任があると言うのです。前述した判決文要旨にも、その立証責任を軽減するような「特別の規定はない」のだから、敢えて言えば、気持ちは判るけどこの法律のままでは原告患者側の数十年前にフィブリノゲン製剤が投与されたという事実を、原告側が主張する程度の証拠では認められないというのです。

我々はこの壁を破るためには、法廷で最大限努力するほかに、法律改正で救済の範囲を拡大してもらうしかないと歯ぎしりをしつづけてきました。

3 フィブリノゲン製剤の投与事実の推認方法

（1）判決要旨はこう述べて五六名の患者のC型肝炎がフィブリノゲン製剤投与によるものだという「投与の事実」を認めることができないと結論を述べました。

ア〈原告らは、第一に出血量、第二に出血傾向、第三に目視による血液の性状（さらさらか、動脈血か）の三つの基準で「投与の事実」が推認可能であると主張し、産科DICスコアを使った被告国の認定基準を非難する。〉

イ〈しかし、当裁判所は、原告らの主張を採用しなかった。

それは、㋐フィブリノゲン製剤が、低フィブリノゲン血症又はその要因となるDICの治療や予防の必要があったと認められる場合に医学的適応があるものとして広く普及していたと認められること、㋑産科DICスコアを利用して、DICの治療若しくは予防の必要があったかどうかを検討することが医学的知見に照らしても合理的といえることからすると、原告らが挙げる三つの要素はいずれも重要な指標ではあるが、これらの事実だけから「投与の事実」を推認することはできないからである。〉

ウ それでも裁判所は、被告国の大量出血時にDICと認められないならダメという形式的処理は妥当でないという立場を明示して、こう述べています。

〈当裁判所は、カルテのない事案において、客観的な臨床データや検査所見が存在しないことを理由に投与なしと認定することは相当でないという考えから、出産時の投与が問題となる当該患者についても、産科ＤＩＣスコアは考慮要素の参考とするにとどめ、残存する医療関係記録、医療関係者の供述証拠、本人ないし近親者の供述証拠、医学文献その他の証拠方法といった全証拠を経験則に照らして総合的に検討し、ＤＩＣの治療若しくは予防の必要があったかどうかを認定して、「投与の事実」の有無を認定した。〉

被告国はＤＩＣと認められない場合は、投与の事実は認めないという形式論に固執しました。しかし裁判所はそうではなく、原告側がもっと多方面の幅広い証拠を提出すればそれも考慮に入れて救済対象とするべき場合があるとしたのです。

（2）大量出血で命が危ない時に輸血したくらいだから、フィブリノゲン製剤も投与したはずだというだけではダメ。ここは我々は承服できません。出産時出血の際に、フィブリノゲン製剤を投与して止血しなかったため死亡した妊産婦の遺族が、どうして製剤を投与して止血しなかったんだと医療過誤で訴えた訴訟で担当医療者の責任が認められた判決があります。それほどにフィブリノゲン製剤の効能は高く評価され「夢の止血の特効薬が出た」と言われ、多くの産科・婦人科・外科で重用されていたのです。

しかし裁判所は、これを補充するその症例に即した具体的証拠が必要だとしました。

ア　残存する医療関係記録、イ　医療関係者の陳述書、ウ　本人や親族の陳述書や証言、エ　医学文献、を例示した上で、それ以外でも、そんな証拠があるなら大量出血や止血困難の事態が必至と言えるし、何としても止血して救命しなければいけないと、当時の状況なら考えたと認められるという証拠を考えて提出しなさいと促していると思えます。

エ　大変残念ですが、裁判所は第6章で紹介した三二名、とりわけ二〇二二年五月三一日に所見を交付して投与事実が認められるとした一〇名以外の原告について、フィブリノゲン製剤の「『投与の事実』を認めることができなかった」と結論しました。

（3）二つの視点から批判します。

第一に、上記の所見の一〇名以外にも様々な証拠や事実に基づいてフィブリノゲン製剤投与の事実を認めるべき原告・患者がいるのに、なぜ見落としたのか、というべき原告がかなりいます。一部は第3章の残念事例でも指摘しています。後述する後記の個別事案の中にもおられます。

第二に、本書の第1章でも述べたとおり、昭和六一年に初めて提唱されはじめた産科DICスコアを、金科玉条の如く振りかざしている被告国の主張に過度に配慮し過ぎているのではないか。

前述しましたが、突然蛇口をひねったように妊産婦の下半身から大量の出血が一気に生じることは少なくないのです。そんな事態になった場合、産科医としては何としても一刻も早くこれを止血しないと妊産婦の生命の危機です。「産科医にとって一番怖いのは、そんな突然生じた大量出血だ」と数名の産婦人科医から聞きました。実際妻や娘が赤ちゃんを産むと期待して待っている家族にとって、大量出血による突然の妊婦の死亡は到底受け容れられない事態です。そんな時、時間をかけてフィブリノゲンの血中含有量を検査しているよりも、一刻も早くフィブリノゲン製剤を投与して止血することが必要なのです。

このような昭和四〇年から同五五年当時の医療現場の実態を無視して、当時まだ全国の産科医に周知徹底されていなかった事前血液検査をしてＤＩＣスコアによる判定をすることを前提とした現実離れした被告国の主張やそれに引きずられているというべき本判決については、控訴審で見直されるべきです。

4　感染経路

本判決の六、七頁に次の記載があります（一部判決文の表現の省略訂正があります）

〈Ｃ型肝炎ウイルス（ＨＣＶ）は、主要な感染経路である輸血のほか、血液製剤、移植、汚染注射針の再利用、透析、手術時の感染事故、針事故、観血的民間医療、歯科治療時の感染事故、家族内感染など様々な可能性が指摘されており、感染原因が特定されない症例も相当数あると報告されている。

日本での輸血後肝炎の発症率は、昭和三〇年代後半までの売血時代には約五〇・九％だったが、献血推進が閣議決定された昭和三九年以降減少し昭和四二年には約三一・一％、献血に一本化された昭和四七年までには約一六・二％まで減少した。

また、輸血後Ｃ型肝炎発症率については、昭和五五年から昭和六〇年にかけては約一六・一％、昭和六二年から平成元年にかけては約七・七％、平成二年には約二・一％、平成六年には約〇・三％であった。〉

この記載部分が、多くの原告の請求棄却の根拠として各論で使われています。即ち、各原告がこの出産時や手術時の大出血の際のフィブリノゲン製剤投与による止血以外にＣ肝罹患原因は考えられないと主張したのに対し、本判決はこのような被告国が提出した報告を援用して、輸血によるC肝罹患の可能性があるから原告主張は採用できないとしているのです。被告国は、輸血とフィブリノゲン製剤を併用している症例であっても輸血量が一〇〇〇cc未満の場合には輸血による感染だとは主張しない旨約束しているのですが、この約束を忘れたかの如き本判決の上記判断部分は決して承服できません。

5 集団感染とミドリ十字の対応

本判決二〇頁には次の記述があります。

〈昭和六二年一月、青森県三沢市の産婦人科医院から旧厚生省薬務局安全課に対し、フィブリゲン製剤を投与した八例中七例で、肝炎が発生した旨の電話連絡があり、その後、青森県の市立病院から三例の肝炎発生が報告された。これを受け、旧厚生省は、ミドリ十字に対し、同年三月二六日、青森県での肝炎集団発生に関連して全国調査の実施を指示した。旧厚生省は、同年四月九日にもミドリ十字に対し、早急に調査し報告するよう強く指導するとともに、加熱製剤への切替えを急ぐよう指示した。

ミドリ十字は、非加熱製剤の出荷を同年四月九日に停止した上、同月二〇日以降に非加熱製剤の納入先医療機関及び卸売業者を訪問し、非加熱製剤の販売を中止して未使用のものについては説明文書を配布し、可能な限り非加熱製剤の回収を行った。

上記集団感染の事実は、昭和六二年四月以降、新聞各紙で報道された。〉

これは広く知られている事実です。

この事実もあって、裁判所は昭和六二年四月以降の大量出血の症例については、フィブリノゲン製剤を使用したという原告主張には否定的な姿勢です。弁護団としては、この点を克服する根拠についてはなお模索中です。

▼第3　個別被害の判断の誤り

では、前述した裁判所が適用するとした判断基準で具体的に原告の症例をどう判断したか、五件の判決を紹介します。

一　I子さんは、昭和五九年一一月、S医大で第三子を出産した時大量出血がありその際フィブリノゲン製剤を投与されて、のちに慢性C型肝炎を発症し、慢性肝炎が進行して肝硬変と診断されました。

母子手帳には全前置胎盤、腹式帝王切開術、出血量二〇〇〇㎖(↑)、輸血一〇単位(輸血一単位二〇〇㎖なので二〇〇〇㎖です)と記載されていました。主治医などI子さんの出産にかかわった医療関係者の陳述や証言は得られませんでした。でも、S医大の平成二〇年六月一二日付の回答書では、書面作成当時在職していたY医師の名で「手術、分娩等で出血多量あるいはDICに移行が疑われる症例に対してフィブリノゲン製剤の使用を考慮していたと思われます」と書かれ、署名押印がありました。

二〇〇〇㎖以上の出血はDICの原因となる基礎疾患であり、しかも全前置胎盤と帝王切開術はDI

Cの誘因となる産科疾患であることは判決でも認めています（一六一頁）。

Ｉ子さんはショックで意識を喪失するほどの大量の出血があったと主張したのですが、判決はＩ子さんが口と鼻がふさがれるマスクのようなものをあてがわれた後に意識がなくなったと供述しているから全身麻酔のためであって、大量出血のためのショック症状があったことの裏付けにはならないと言うのです（後述の４項、Ｎ子さんの判決も同じような認定です）。

またＩ子さんの夫が主治医から「心臓マッサージとか人工呼吸とか輸血とか血液のような成分の薬とか」ありとあらゆる手を尽くしたと聞いたと話していたことについても、全身麻酔している場合人工呼吸器で呼吸管理しているから「人工呼吸はできない」などとして夫の証言は合理性がないとしました（一六一頁）。

大量出血があったことを否定するための口実を探し出した被告国や製薬会社の主張を鵜呑みにした判決です。

二　第二章で執筆された村上優子さん（仮名）は昭和六一年四月ＥＢ病院で帝王切開術で第一子を出産した時大量出血し、その際フィブリノゲン製剤を投与され慢性Ｃ型肝炎に罹患しました。

母子手帳には「妊娠満三七週（第一〇ヶ月）、出血中量、胎盤早期剥離、帝王切開」の記載がありました。出生した子は仮死の状態でしたが、輸液管理で軽快。「裁判所の判断」の項にはこう認定されています。

「妊娠満期（三七週）であったが、当日下腹部痛を覚えて本件病院を受診すると、医師が子宮口を内診した際に一度出血があり、血が噴出したこと、常位胎盤早期剥離が認められたため、急遽帝王切開術が行われたこと、新生児仮死がみられたが生産し、子宮は温存されたこと、中量の出血があり、輸血も施されたことが認められ、常位胎盤早期剥離はDICの基礎疾患にあたる。しかしながら、原告の供述によれば、腰椎麻酔が投与されたものの、本件出産の前後を通じ、原告の意識は清明であったとあるから、出血性ショックの症状を呈していなかったこと、原告が全身状態を自覚的に元気と認識するほどであったこと、子宮口を内診されたときの噴出するような出血は一回出切ったらその後は止まったことが認められる」(二二二頁)。

そして、出血は「中量」にとどまったし、ショック症状もなかったし、子宮摘出しなくて済んだから、DICに進展しなかったと推認されるとしました。

村上さんが、上記血液の噴出量は測定できず「中量」の出血量には含まれていないし、実際は大量の出血で命も危なかったと主張したことは否定されました(二二二頁)。

村上さんのように大量出血していても意識喪失などのショック症状がないと国は大量出血の事実さえも争ってきます。二〇年以上前の大量出血時の本人の意識状態などのショック症状についてあいまいな証言をすると、このように大量出血さえ争われて、裁判所も認定してくれません。

さらに、このとき以外にC型肝炎ウイルスの感染原因が考えられないと主張した村上さんについて、判決はこう述べました。

「C型肝炎ウイルスの感染源は、同ウイルスに感染しているヒトの血液であるところ、主要な感染経路である輸血のほか、その他の感染経路として、血液製剤、汚染手術針の再利用、手術時の感染事故、針事故といった医療行為時の感染事故や感染者からの血液を介した感染など様々なものが指摘されており、感染原因が特定されない例も相当数あるとされている。本件出産時には、原告に対し、輸血が行われているところ、昭和六一年当時の輸血後肝炎発症率は八、七％であることの報告がされていることなどを総合すれば、原告がC型肝炎ウイルスに感染している事実から、直ちに本件出産の際に特定フィブリノゲン製剤が投与されたと推認することはできない」

「以上によれば、本件出産の際、原告に対し、フィブリノゲン製剤が投与されたとは認められない」（二二四頁）。

フィブリノゲン製剤投与以外の原因は考えられないという各原告の主張について、判決はこれと殆ど同じ表現で他原因特に輸血によることが考えられると繰り返し述べています。被告国や製薬会社の主張の合理性のない受け売りだと言わざるを得ません。

三　T子さんは昭和五四年一一月都立B病院で第二子出産時に大量出血してフィブリノゲン製剤を投与されて慢性肝炎で苦しみ続けました。

母子手帳には、癒着胎盤、用手剥離、出血一一四五㎖と書かれていました。

T子さんと担当弁護士はこの出産の時の医師や関係者に面談して話を聞こうとしましたが、誰も会ってくれませんでした。

そんなケースではほとんど次のような判示がされています。

「本件出産後、原告に対し特定フィブリノゲン製剤の投与がされたことを裏付ける医療記録等の客観的な直接証拠はない。そこで、残存する医療記録、供述証拠、医療文献その他の本件各証拠によって認定できる原告の具体的な傷病の状態及び医師の投与方針等の間接事実から、原告に対し、特定フィブリノゲン製剤の投与がされたことを推認できるかどうかを検討する。」（一四四頁）。

多くの原告についてこのような表現がなされ、製剤投与は推認できないとして原告の主張ははねつけられているのです。

T子さんについて判決は「胎盤用手剥離はＤＩＣの誘因となる産科疾患にあたる」としながらも、こう述べてT子さんの主張を認めませんでした。

「原告は、本件出産後も、意識を失ったことがない」、「原告の夫は、医師から『出血がひどかったので、止血剤を使いました。』と聞かされたことや輸血はされなかったことを陳述していることなどからして、本件出産前後を通じ、原告にショックその他の臨床症状がなかったことがうかがわれる」。「また、大量出血が認められる場合の産科領域における一般的な止血方法としては、手術療法として、用手的ないし冷却による子宮収縮を促す一般的処置や、双手圧迫法、膣強圧タンポン法等が存在し、薬物療法としても、子宮を収縮させることにより止血する方法や、止血機構の機能を改善・増強することによる一般的な止血剤（アドナ、トランサミンなど）により止血する方法等が存在していたから、本件出産当時、原告に一一四五mlの出血があったという事実をもって、直ちに特定フィブリノゲン製剤投与の事実が合理的に推認されるとまではいえない」（一四五頁）。

このT子さんについても被告国はTさんの意識喪失がなかったことをとりあげて、ショック症状が発生するほどの大量出血はなかったと主張し、裁判所もその主張を採用したのです。

このように、ただでさえ数十年前の出産時の出血や意識状態について正確な記憶がない状態で、法廷であいまいな記憶を供述するとその供述をとりあげてこのような言い逃れに使われてしまうのです。

T子さんは何とか医療関係者の協力をお願いしようとしましたが、叶いませんでした。でも大量出血して意識喪失した妊婦は自分がその時どういう状態だったのか証言できません。本当に救いがありません。

四　N子さんは、妊娠三カ月の頃どうも体調が悪く、昭和四四年一〇月新潟市内の有名なT産婦人科病院で掻爬による中絶手術を受けました。日帰りの予定でしたが、掻爬中に想定外の大量出血があり、胞状奇胎だと判明しました。胞状奇胎は子宮内に胎児ではなく「ブドウ子」と俗称される直径数cmの多数の奇胎のう胞が生じて、子宮内、特にのう胞内に血液が充満し、これが掻爬で一気に子宮外に大量出血する病気です。昭和五〇年以降は超音波検査で早期の発見も可能になりましたが、昭和四四年当時は手術して初めて胞状奇胎だと判ることが多かったのです。

裁判ではこの胞状奇胎の掻爬手術の際、大量出血があってフィブリノゲン製剤投与で止血したか否かが問題になりました。

N子さんはC肝特措法の制定の報道があった平成一九年に、手術を担当されたT病院の島田医師（仮名）に電話して、自分の手術の時の話をしたところ、島田先生は「その頃うちの病院ではフィブリノゲンを三本とって使ったことがある。あなたの話からすると、それは多分あなたの手術に使ったのだと思う」と話してくれました。ところが島田先生はN子さんが先生に証明書を作成していただく前に死去されました。N子さんもC型肝炎悪化の癌のため、平成二八年一〇月に死去し、訴訟は昭和四四年当時小学生だったN子さんの長女Kさんが承継しました。

看護師として自らフィブリノゲン製剤を医師の指示で投与した経験があるKさんは、多くの医療文献を提出して証言をしました。しかし判決は、島田医師がN子さんに電話で話したという内容は信用できないとしました。

胞状奇胎の掻爬の時の大量出血を止めるためのフィブリノゲン製剤の投与については、鹿児島地裁の訴訟で鹿児島大学医学部D教授が「胞状奇胎の掻爬手術については出血多量になるので必ずフィブリノゲン投与していた」と証言され、鹿児島地裁で原告が和解で救済されています。第4章末尾表の39の症例です。

東京地裁でも第4章5の症例で胞状奇胎では大量出血が避けられないという主治医と同じ医局の先輩医師の証言で救済されました。ところが判決はN子さんの事案では妊娠三カ月だったからそれほどの大量出血があったとは考えられないなどとして、救済されませんでした。

たしかに、五〇年以上前の事案で証拠も限られてはいます。しかし、K子さんは、母親のN子さんが島田先生の「あなたの手術に使ったのだと思う」という話を聞いた直後の本当にホッとして嬉しそうな顔が忘れられず、納得できる判決を求めて控訴しました。

五 S子さんは昭和四八年七月頃、I病院で子宮筋腫の摘出手術（本件手術）を受けた際、フィブリノゲン製剤を投与されて慢性C型肝炎になり、更に肝硬変のため平成一七年六月に死去しました。訴訟は、二男のYさんが原告です。第3章5の症例です。

S子さんは本件手術の際、大量出血して輸血されるとともにフィブリノゲン製剤を投与されました。その後、I病院の院長になったJ医師によると、I病院では輸血を必要とするような大出血の場合には、フィブリノゲンを使ったとメールでYさんの質問に回答されました。

しかもS子さんはかねて血が止まりにくい病気があり、その病気のことはI病院の主治医だったR医師（すでに故人）も旧知の先生でよくご存じでした。

昭和六〇年頃虎ノ門病院で別の病気の治療を受けたS子さんは骨髄検査等により血小板減少性紫斑病（ITP）の診断を受けています。

そんなことから母親S子さんは昭和四八年の手術の際、フィブリノゲン製剤を投与されたと主張しました。

ところが裁判所は本件手術の際、次の理由でフィブリノゲン製剤が投与されたとは認められないと判断しました。

五五歳の昭和六〇年にITPの診断を受けたとしても、その一三年前にITPだったと認めるのは困難。

子宮筋腫切除手術で、輸血を必要とするほどの大出血をすることは少ない。

本件手術の時、輸血されたとのS子さんの申告はあいまいで認められない。

J医師のメールでの回答は、主治医のR医師がフィブリノゲン製剤をS子さんに投与した根拠とは認められない。

裁判所はこのように述べてYさんの主張を認めませんでした。

本件手術から時が経って、昭和四八年七月当時の状況を具体的に説明できる本人も医師もI病院で輸血に備えて集まった親戚の方々も亡くなったり、高齢で証言できる状態でないことの不利益がYさんにのしかかっています。

六　当弁護団は昭和三九年から平成五年の間の出産や手術で大量出血をしたり、そのおそれがあったので、フィブリノゲン製剤を投与され、そのためにC型肝炎になり、長く苦しんできた方々の代理人でした。しかし、その出産や手術の時のカルテなど、医療記録はすでに廃棄され、担当の医師や看護師から証言をいただくことも困難。そんな方々の長くC型肝炎で苦しんできた無念の思い、あの手術や出産の時のフィブリノゲン製剤投与以外考えられないのに、あいまいなまま放置されている。無念のまま死去された方も少なくない。そんな方々の無念をこの裁判で晴らしたい。そのためにもC型肝炎特措法の改正を実現しなければならない。そう思い続けた一二年の取り組みの、とりあえずの結論が七月一九日の東京地裁判決でした。
この判決は見直されるべきです。そしてC型肝炎特措法は改正されるべきです。
当弁護団は強くそう主張して本稿の完結とします。

第8章　C型肝炎特措法の問題点と改正の必要性

加藤　晋介（弁護士）

▼1　C型肝炎問題とB型肝炎問題と救済内容の違い

（一）一口にウイルス性肝炎問題と言っても、肝炎ウイルスにはA型・B型・C型・D型・E型の五種類があることは、既に本書の冒頭で説明したとおりです。

（二）このうち、救済特別措置法（以下「特措法」という）が設けられて救済対象とされているのは、「B型肝炎」と「C型肝炎」です。

日本には約二五〇万人の肝炎患者がいると言われていますが、そのうちC型肝炎患者が一〇〇万～一五〇万人、B型肝炎患者が一〇〇万～一三〇万人いるといわれ、B型・C型肝炎の患者が肝炎患者の大部分を占めていることからも、B型・C型肝炎患者の救済が問題となったことは、当然の成り行きなのです。

（三）ところで、同じ肝炎患者の救済といっても、「B型肝炎患者の救済」と「C型肝炎患者の救済」とでは、問題状況が全く異なります。それがB型肝炎・C型肝炎とも各々に特措法が設けられながらも、救済範囲や給付金額に大きな違いをもたらしている理由です。

ア 「B型肝炎ウイルス」は、一〇歳までに罹患すると永続的な保菌者になる確率が高い一方で、一〇歳を超えて感染した場合は、その後も保菌者となる確率は極めて低く、しかもB型肝炎ウイルスの保菌者となっても、B型肝炎の発症率は一〇～一五%と低くなっており、その替わり発症してしまうと、約一%が劇症肝炎化して死亡に至ることも稀ではないという特徴があります。

B型肝炎ウイルスの保菌者は、昭和一六年から昭和六三年までに義務づけられていた小学校での予防接種等に基づき感染した者が大部分といわれ、このような国の予防接種等実施時の衛生管理不行き届きに基づきB型肝炎ウイルスの保菌者となった者が、国内に約四〇万～四五万人いると言われています。それ故、「上記期間内に予防接種を受けて、現在B型肝炎ウイルスの保菌者であること」さえ立証できれば、給付金が支給されます。ただし、B型肝炎ウイルスは、保菌者であってもB型肝炎の発症率はそれほど高くないうえ、他の肝炎と比べて治癒が期待出来ることから、給付金については、「単なる保菌者の場合は最低で五〇万円にとどまる一方、B型肝炎発症に基づく死亡や肝癌・肝硬変患者には最高三六〇〇万円の給付金が支給される」というように、給付金の額に幅があるのはそのためです。いわばB型肝炎ウイルスは「予防接種禍、時限爆弾型」肝炎への救済法であると言ってよいでしょう。

救済範囲も四〇万～四五万人と多数に及ぶうえ、小学校での予防接種等の立証は容易であることから、皆さんが電車やインターネット上の弁護士広告でも目に触れる機会があるように、B型肝炎の給付金の請求は、債務整理のような「類型的処理」を得意とする法律事務所が、営利目的で手がけていることもあるのが特徴です。

イ　これに対して、「C型肝炎ウイルス」の罹患原因は、輸血や注射の回し打ち、鍼治療や刺青やピアスによる穴開け等の多様な原因がある一方で、C肝炎特措法の救済対象となっているのは、出血性ショックを発症して死亡に至るほどの大量出血があったとき等に使用される「特殊な止血剤」であるフィブリノゲン製剤にC型肝炎ウイルスが混入していたことから、同薬剤を投与されてC型肝炎ウイルスに感染した「薬害被害者」です。輸血など他の罹患原因は救済の対象外なのです。C型肝炎ウイルスは、感染力はさほど強くない一方、ひとたび保菌者となってしまうと、同ウイルスは消滅しないまま二〇年〜三〇年の永きに亘って保菌者の肝機能を徐々に侵害し続け、肝炎から肝硬変、肝癌、死亡へと肝臓を蝕んでいきます。B型肝炎ウイルスの原因の大部分が小学校での予防接種等に限られるのとは異なり、C型肝炎の「薬害」の原因が、大量出血時等のフィブリノゲン製剤という「特殊な止血剤」の使用に基づくものであり、しかもその使用が三〇年も四〇年も前の出来事ですから、フィブリノゲン製剤による「薬害被害者」であることの立証は、極めて困難を伴います。

C型肝炎患者の救済は、いわば「特殊薬害、長期浸潤型」の肝炎患者の救済で、B型肝炎患者のような「類型的な救済」は困難なのです。しかも被害者は、製薬会社によれば、少なく見積もっても約一万人、多く見積もっても数万人ですから、C型肝炎患者の救済は、債務整理を手がけるような類型・大量処理型の営利事業的な法律事務所は扱わず、弱者救済のために採算度外視で裁判に取り組む人権派の法律事務所しか携わろうとしないというのが実情なのです。

ウ　故に、同じ肝炎患者の救済とはいっても、B型肝炎特措法に基づくB型肝炎患者の救済と、C型肝炎特措法に基づくC型肝炎患者の救済は、全く異なる様相を呈します。

▼2　C型肝炎特措法の問題点と第一次弁護団と国・製薬会社の「合意書」による一定の修正

(一)三〇年も四〇年も前の「投与の事実」と「因果関係」を被害者である原告に裁判上立証させるという法律自体の不合理

「C型肝炎特措法」は、ミドリ十字という製薬会社がアメリカで売血によって集めた血液を精製して製造したフィブリノゲン製剤という止血剤にC型肝炎ウイルスが含まれていたことに起因し、同薬剤を投与されてC型肝炎に罹患した被害者が、国と製造元の製薬会社を相手取り、薬害による損害賠償訴訟を提起し、その闘いの結果、国と製薬会社の責任を認める地方裁判所での判決を勝ち取ることが出来たことから、その訴訟の原告団と医療弁護団が政府に要請して「C型肝炎被害者の救済の実現」のために立法化された法律です。

しかし、同法には、以下のような問題点がありました。

ア、「司法救済」と裁判上の立証責任

C型肝炎特措法は、これまでの「公害」や「薬害」等の集団現象の被害者救済に用いられてきた

「行政救済」という、行政庁が一定の認定基準を定めて救済に当たるといった方式ではなく、裁判所が「投与の事実」を裁判上の立証に基づき認定するという「司法救済」方式がとられています。

裁判上の立証は、「高度の蓋然性」という「一般人から見ても、まず間違いがないだろう」という程度までに証拠によって立証する必要があり、行政救済のような「一定の救済基準を充たせば救済が及ぶ」というものではありません。それ故に、被害者救済のハードルが極めて高く、これらを立証するには、弁護士への依頼の必要もあって、「患者が救済を受けるために負う負担が、格段に重く」なっています。

イ、医療記録の保存期限五年の壁

しかも、その立証に必要な医療機関の医療記録の保存期間は「医師法上五年」と定められています。これまでの医療記録のほとんどは紙でした。ですから、五年を超えて古い記録を市中の病院が保管し続けることは、量的にも費用的にも医療機関の負担が重く、多くの病院で医療記録は廃棄され、残されていませんでした。

C型肝炎特措法の制定は二〇〇八（平成二〇）年です。一方、フィブリノゲンの製造販売期間は一九六四（昭和三九）年から一九九四（平成六）年までです。フィブリノゲンが多用された昭和四〇年代から昭和五〇年代は、C型肝炎特措法制定の二〇年から四〇年前であることから、今日においてその当時の医療記録が残存している医療機関は、研究目的のために保管していたと考えられる一部の大学病院や国公立の総合病院に限られ、その他の個人病院等での医療記録の残存は、まず期待出来ません。

ウ、証人らの記憶の消失

それに止まりません。二〇年から四〇年にも及ぶ時間の経過は、個人病院においては医療記録の廃棄に止まらず、廃院や主治医の死亡や老齢による証言不能の事態をも招いています。また、医療記録が残っていない現状において、日々多数の患者を診療している医師に、二〇年から四〇年前の特定の患者の病態やフィブリノゲンの使用についての「具体的な記憶」が残っているはずがないのです。仮に医師が生存していたとしても、具体的な証言を得ることは困難です。また多忙な医師の時間を割いてまで、平日の昼間に法廷に来ていただいて証言を求めることは、医師に過大な負担を強いるもので、その協力をいただくことは大変困難なのです。

エ、フィブリノゲン製剤の納入記録さえ不存在

そして、このような立証の困難は、医師・患者側の事情に止まりません。そもそも薬害を引き起こした製薬会社自体が、一九八〇（昭和五五）年より前のフィブリノゲンを製造販売していた期間のうち、一九六四（昭和三九）年から一九七九（昭和五四）年の一五年間については、「フィブリノゲン製剤の医療機関への納入記録」を廃棄したことにより納入先が不明とされ、資料すら提出できない状態なのです。

この期間の輸血によるC型肝炎罹患率が極めて高かったにも拘わらず、患者側のみにフィブリノゲン製剤の「投与の事実」のみならず、患者がC型肝炎に罹患したのは当該フィブリノゲン製剤投与によるものであるという「因果関係」の立証まで求めるのですから、救済が極めて限定的になるのは、当然の成り行きでした。

(二) 第一次弁護団による国・製薬会社との「合意書」による法律修正

C型肝炎特措法を成立させた医療弁護団は、同法の成立に基づき、弁護団を拡充し、C型肝炎特措法に基づくC型肝炎患者救済のための「第一次弁護団」を構成し、全国で患者救済に当たるべく被害者救済訴訟を提起していたところ、C型肝炎特措法が要求する、①フィブリノゲン製剤の「投与の事実」と、②原告のC型肝炎の罹患が当該フィブリノゲン製剤によるものであるとの「因果関係」の立証を民事訴訟法どおりに求められると、その立証の困難から、多くのC型肝炎患者の救済にならないと考え、C型肝炎特措法に基づく訴訟を進行するにあたり、以下の二点について、国及び製薬会社との間で、「修正合意」を成立させ「合意書」を締結していました。

ア　輸血との因果関係の立証不要

その第一の修正が、「投与の事実」さえ立証できれば国と製薬会社は「当該原告のC型肝炎の罹患が輸血に基づくという因果関係を争わない」という修正です。

止血剤であるフィブリノゲン製剤を使用するような大量出血が起こり得る医療現場では、当然輸血も併用されます。そして、輸血によりC型肝炎に罹患するケースも少なくなかったため、輸血とC型肝炎罹患の因果関係の可能性を争われれば、まずフィブリノゲン製剤による「因果関係」の立証は不可能です。それ故、フィブリノゲン製剤の「投与の事実」が認められさえすれば、原告のC型肝炎が「輸血によって生じた可能性がある」という因果関係の存否について国と製薬会社は争わないという合意をして、救済を容易にしました。「因果関係」それ自体についての立証責任を全て国と製薬会社に「全面転換」した訳ではありませんが、少なくとも、「輸血」との因果関係は国と製薬会社は争うことが出来ないことにして、被害者救済を広げたのです。

イ　裁判所による「判決」前の「所見」の提示と原告・被告の「所見」への服従義務

第二の修正が、証拠調べが終わった後、裁判所に直ちに「判決」を求めるのではなく、国がフィブリノゲン製剤の「投与の事実」が認められないとして「和解」に応じない場合にも、当事者双方は解決を図るため、裁判所の「所見」を求めることが出来るとし、裁判所の「所見」が示された場合には、原告（患者側）も被告（国）も、裁判所の所見を尊重し、これに従うことを約束するという修正です。

裁判所の「所見」がフィブリノゲン製剤の「投与の事実」を認めれば被告国は和解に応じ、他方、裁判所の「所見」がフィブリノゲン製剤の「投与の事実」を認定しなければ、原告が裁判を取り下げるという合意です。これによってC型肝炎の救済は、一審限りで解決し、控訴審以降の国・裁判所の負担はなくなります（要は、上訴はせず、一審限りで解決を図るという固い合意です）。

裁判所が、フィブリノゲン製剤の「投与の事実」の存否を認定するのであれば、「判決」を言い渡せば足りるように思われます。しかし、「判決」を言い渡してしまうと、不服のある当事者は上訴して更に争うことになり、事件として解決しないうえに、被害者救済にもなりません。そこで、裁判所の所見で「投与の事実」が認められれば、原告（患者側）は救済される一方、「投与の事実」が認められない場合も、「取り下げ」であれば、原告（患者側）には何ら拘束力は及ばないため、新しい証拠が見つかれば再度訴訟提起が可能であることから、この様な合意がなされたと考えられます。また、「判決」前にこのような「所見」という「中間的な判断段階」を設け、「判決」による判断ではない中間的な解決を設けたもう一つの理由は、「司法的救済」により「判決」で判断するとなると「高度の配慮と期待があったと考えられます。

さが要求されるため、これを少しでも緩和して裁判所の判断で救済を広げたいという第一次弁護団の

蓋然性」という「通常の一般人の誰もが納得する」程度の立証がない限り救済が出来ないという厳格

ウ　本件訴訟での裁判所の「所見」と「判決」での姿勢の相違

本件訴訟でも、「判決」の直前に裁判所の「所見」が示され、一〇名の原告に対するフィブリノゲン製剤の「投与の事実」が比較的柔軟に認定され、救済されました。そこでは、裁判所の「自由心証」（証拠をどう評価して事実認定するかは、裁判所の広い裁量に委ねられるという考え方）が強調され、比較的柔軟に「投与の事実」が認められています。

その一方で、「判決」で「投与の事実」が認められなかった原告には、「高度の蓋然性」でフィブリノゲン製剤の「投与の事実」が認められない理由に加えて、「追い打ち」をかけるように、C型肝炎に罹患した他原因として「輸血によってC型肝炎に罹患した可能性があること」に言及しています。「所見」では全く触れていなかった「輸血によるC型肝炎罹患の可能性」が執拗に触れられるのは、第一次弁護団との「合意書」に基づく「投与の事実さえ認められれば輸血の因果性を争わない」という合意の「裏返し」で、フィブリノゲン製剤の「投与の事実」を裁判所が比較的柔軟な判断によっても認めない場合には、容赦なく「輸血によるC型肝炎罹患の可能性を指摘して救済を厳しく拒否する」という、姿勢を示しています。しかし、「投与の事実さえ認められれば、輸血との因果関係は争わない」と言うのが第一次弁護団との合意ですから、「投与の事実」の認定のみすれば足りたはずで、「輸血によるC型肝炎罹患の可能性」に言及することは、C型肝炎特措法が有する本来の苛酷さ

で原告の方々を鞭打ち、更には裁判所自身にも「輸血によるC型肝炎罹患の可能性がある以上、原告にもあきらめてもらえるという心理的免責効果を与える」結果となっています。この様な判断構造によって、第一次弁護団の修正「合意」では、原告の方々の救済が限定されることが明確となりました。「所見」では「自由心証」を最大限利用して「投与の事実」を比較的柔軟に認めているわけですから、輸血によるC型肝炎罹患の可能性は除外したうえで、判決によって救済を否定された原告の方々、特に大量出血の原因となる基礎疾病のある原告の方々には、事実上の推定を及ぼして緩やかな「投与の事実」が認められるべきでした。

(三)「カルテがない」C型肝炎訴訟弁護団の弁護方針

私たち、「カルテがない」C型肝炎訴訟弁護団は、第一次弁護団の努力にも拘わらず、この第一次弁護団との「合意書」は、あくまで国・製薬会社と第一次弁護団との間の「訴訟に関する契約」に過ぎず、私たち「カルテがない」C型肝炎訴訟の原告の方々を拘束するものではないとして、その適用を拒否しました。それは、私たちの原告の方々は「カルテがない」訳ですから、裁判所の「所見」によって「フィブリノゲン製剤の投与の事実は認められない」とされ、取り下げを要求される危惧があったからに他なりません。

私たち「カルテがない」C型肝炎訴訟弁護団としては、C型肝炎特措法自体が「フィブリノゲン製剤の投与の事実」を「薬害被害者である原告が裁判上立証しない限り救済されない」という構造になってしまっていることを根本的に争う方針を立て、裁判上主張していくことにしました。そうしなければ、薬害被害者である多くのC型肝炎患者を、原告代理人になる弁護士自体が「投与の事実」を立証できる証拠がないとして切り捨てることになりかねないからです。

▼3　訴訟の最初の段階での主張・立証対象と証明の程度についての論争

(一) 訴訟冒頭での主張・立証対象と立証方法・程度をめぐる論争

ア　C型肝炎特措法は、既に指摘したように、被害者であるC型肝炎患者に、①三〇年も四〇年も前のフィブリノゲン製剤の「投与の事実」と、②原告のC型肝炎罹患との「因果関係」の立証を求めており、それがC型肝炎患者の救済を困難にしている訳ですから、私たち弁護団は、この「法律の問題点」を明らかにするための論争を仕掛けざるを得ませんでした。特に、私たちの抱える原告の方々は「カルテがない」のですから、直接に「投与の事実」や「因果関係」を、民事訴訟の原則に従って「高度の蓋然性」(一般人の誰から見てもまず間違いがないという程度)で立証せよと言ってもまず不可能です。

イ　そこで、私たち弁護団が考えたのは、一定の事実があればフィブリノゲン製剤の「投与の事実」の事実が「推定」され、国や製薬会社が「フィブリノゲン製剤以外の原因で原告がC型肝炎に罹患したこと」を立証しない限り、損害賠償責任を免れないという枠組みを作り出すことでした。これは、民事訴訟法上は「立証責任の転換」といわれるもので、カルテがないC型肝炎患者の救済を広げるには、このような「立証責任の転換」の枠組みを作ることが必要不可欠でした。
ウ　まず、本件裁判の冒頭で、原告側が主張・立証すべき事実に対する「総論」についての論争が行われ、またC型肝炎特措法の「投与の事実や因果関係の立証のあり方」が争われました。それは、判決の「総論」部分で判断されているところですが、三〇年も四〇年も前の「具体的なフィブリノゲン製剤の投与の事実」や「因果関係」など、一患者に過ぎない原告としては立証のしようもありません。
私たち「カルテがない」C型肝炎訴訟弁護団が主張したのは、
(ア)現に原告がC型肝炎に罹患しているという事実から遡って、
(イ)原告に他にC型肝炎の罹患原因がなく、
(ウ)原告がC型肝炎に罹患したと主張する病態は、フィブリノゲン製剤の投与があり得るもので、
(エ)その原告が治療を受けた病院にフィブリノゲン製剤が納入されているという事実があれば、
「投与の事実」と「因果関係」は推定され、
(オ)国や製薬会社において、「投与の事実」や「因果関係」がないことを証明しない限りは、原告は救済されるべきだ。
とする立論でした。これに加えて、
(カ)「本来、『行政救済』によって形式的『一律救済』をなすべきところを『司法救済』にしている以上、立証の程度も通常の民事裁判より緩められ『十中、八九』の程度の立証で足りる。
という理論でした。

いわば「結果遡及型立証」と「挙証責任の軽減」を組み合わせて「投与の事実に推定を及ぼす」と

いうものです。別の言い方をすると「C型肝炎への罹患の『危険』を製薬会社がC型肝炎ウイルスの入った血液製剤であるフィブリノゲン製剤の製造と供給によって作り出し、そして、原告がそのフィブリノゲン製剤が使用され得る病態にあって、現に原告がC型肝炎に罹患している以上、製薬会社と国は原則として責任を取るべきだ」という考え方です。これらの理論について、私たち弁護団は、東京大学法学部の民法の助教授であった米村滋人さんに相談し、鑑定書を書いて頂くなどして補強しました。

エ　これに対して、国は「C型肝炎特措法は、その条文で明らかに、①フィブリノゲン製剤『投与の事実』と、②原告の罹患したC型肝炎が当該フィブリノゲン製剤の投与に基づくものであるという『因果関係』の裁判上の立証を求めている。特別な推定規定もないのに、これらの法律が立証を求めている『要件事実』以外の事実を主張・立証を対象には出来ない。また、③C型肝炎特措法が『行政救済』ではなく『司法救済』として裁判の判決による『投与の事実』と『因果関係』の認定を求めている以上、民事訴訟法の原則どおり、『高度の蓋然性』（一般人の誰もが間違いないと信じる程度）での『投与の事実』と『因果関係』の立証が必要だ」と主張しました。

オ　裁判所は、この原告と被告国との間の「フィブリノゲン製剤の『投与の事実』と『因果関係』の立証の対象と程度の問題」について、判決の「総論」部分で判示していますが、裁判所としては、民事訴訟法の最もオーソドックスな理論である被告国側の主張を採用し、「C型肝炎特措法の特殊性を踏まえて立証の対象と程度に特別の考慮をすべき」との考え方を採用しない方針を明らかにしました。ただし、「カルテがある」C型肝炎患者らの訴訟における判断との統一性・一貫性という観点から、第一次弁護団との「合意書」に基づく「投与の事実」のみ認められれば輸血との因果関係は争わず、「所見」により解決するという合意は「カルテがない」C肝炎患者にも適用されるとして、「所見」を出しました。もっとも、私たち「カルテがない」C型肝炎訴訟弁護団は「投与の事実が認められない」との裁判所の「所見」が示されても第一次弁護団との「合意書」に基づいた「取り下げ」はしないことを明らかにしていましたので、第一次弁護団への対処とは異なり、裁判所としては「判決」を言い渡さざるを得ませんでした。

東京地裁のこの第一審判決（東京地裁二〇二二年七月一九日判決）によって、①「投与の事実」が認められさえすれば、原告のC型肝炎が輸血に基づく可能性があっても救済される一方、②「投与の事実」が認められなければ、原告のC型肝炎は輸血による可能性があるという理由で救済が拒否されるという「天と地」程の格差が生じることが明らかとなりました。要は、フィブリノゲン製剤を使ってもおかしくないような大量出血の事実があり、原告がC型肝炎に罹患しているという事実があっても、それがフィブリノゲン製剤によるものか、輸血によるものかが分からないから救済出来ないという訳です。現に原告がC型肝炎に罹患している事実があり、原告の輸血を受けた病態が大量出血でフィブリノゲン製剤が投与されてもおかしくなく、当該病院にフィブリノゲン製剤が納入された実績があるうえ、原告に他のC型肝炎罹患の原因が見当たらない以上、「自由心証」によって救済が認められなければおかしいのに、この判決では救済は広がらないのです。

この裁判所の「所見」で示された被害者救済のための「自由心証」の行使を規制して「投与の事実」認定に持ち込むことこそ、控訴審における私たち弁護団に残された「解決への課題」と言ってよいでしょう。

▼4 C型肝炎特措法の法律改正の必要性とその内容及び改正を支え得る状況

(一) C型肝炎特措法改正の必要性

ア 現行の「C型肝炎特措法」では、①フィブリノゲン製剤の「投与の事実」を、また、②原告のC型肝炎がそのフィブリノゲン製剤の投与によって引き起こされたものであるという「因果関係」を、いずれも薬害被害者である原告(患者側)が立証しなくてはならず、また医療記録の保存義務が五年しかない中で、三〇年も四〇年も前のフィブリノゲン製剤「投与の事実」や「因果関係」を立証することを考えると、現行の「C型肝炎特措法」のみでは「救済法」となり得ないことは明白です。

イ だからこそ、第一次弁護団も国と製薬会社との間で「合意書」を締結して「訴訟法上の契約」を結び、①「投与の事実」さえ立証すれば、国は輸血との因果関係は争わないし、②裁判所による「判決」ではなく、「所見」という中間判断で「投与の事実」を認めさせようとしました。

また、私たち「カルテがない」C型肝炎訴訟弁護団も、事実上の「立証責任の転換」となる立証対象の認定方法や立証の程度について、本件裁判において特別の立論をしてきました。

しかし、裁判所が認めたのは、第一次弁護団が国と製薬会社との間で締結した「合意書」の限度での修正に過ぎません。

ウ　しかし、裁判所は判決の中で、私たち「カルテがない」C型肝炎訴訟弁護団の主張に対して、「C型肝炎特措法四条に基づき、裁判所が民事訴訟の枠組みの中で『投与の事実』を認定する以上、特別の規定がない限り、証明の程度を軽減することは出来ない。そして、C型肝炎特措法に特別の規定はない」と判示しています。これは、裏を返していえば、裁判所においても、C型肝炎特措法の中に「推定規定」のようなフィブリノゲン製剤の「投与の事実」を推定して「立証責任を転換」する「特別の規定」があれば、C型肝炎の薬害被害者を救済出来ることを示しているのです。

エ　このように、C型肝炎特措法に基づいて薬害被害者としてのC型肝炎患者を合理的に救済しようとするならば、C型肝炎特措法の条文中に大量出血の事実など、一定の要件があれば「投与の事実」について推定出来るという規定を設ける必要があることは明白です。

（二）C型肝炎訴訟を巡る情勢の大きな変化

そこで、私たち弁護団は、「C型肝炎特措法の改正」について検討をしました。この検討をするにあたり、C型肝炎患者を取り巻く、以下の様な大きな情勢変化を踏まえる必要があります。

ア　その第一が、「薬害C型肝炎患者の高齢化や死亡による救済の不能化」です。

薬害C型肝炎の発症原因であるフィブリノゲン製剤の製造販売期間は、一九六四（昭和三九）年から一九九四（平成六）年までですから、薬害C型肝炎患者自身が高齢化しており、本件訴訟の提訴時、原告の方々は既に高齢でしたが、その原告の方々が一〇年を超える裁判の中で、次々にお亡くなりになったり、認知症等になって事情聴取が不可能になるといった事態が進行しました。訴訟を継続するにも、原告本人が動けなくなって訴訟の主体自体が消滅の危機に瀕していました。このような事情があるために、C型肝炎問題自体が消滅しようとしているのです。

イ　また、もう一つの意大きな情勢の変化は、C型肝炎治療薬の「新薬の登場」です。

C型肝炎については、薬害以外にも肝炎患者が多数存在していたことから、製薬会社によって新薬の開発が進められました。そして二〇一七（平成二九）年頃には、ハーボニー、レベトールといった新薬が開発され、C型肝炎ウイルスが消滅するようになりました。新薬は、これまでにC型肝炎ウイルスが与えた肝臓へのダメージを「回復」するものではありませんが、少なくともC型肝炎ウイルスが存在し続けることによって生じる「肝炎の進行を止める」ことが出来るようになりました。このような状態は、既に肝硬変や肝がんに進行してしまった重篤な患者には、もはや何の意味も持たない一方、単なる保菌者や慢性肝炎の状態にある患者については、C型肝炎ウイルスの消滅によって、病気の進行が止まるわけですから、まさに朗報でした。しかしそれは、一方では、C型肝炎特措法による「保菌者に一二〇〇万円、慢性肝炎患者には二〇〇〇万円」という高額な給付金の支給根拠が、「C型肝炎ウイルスが消滅しないままに、『長期間にかけて肝臓の健康を蝕んでいく』ことを前提としたもの」であったことから、その支給金額の根拠を揺るがす結果になりました。

この「新薬の登場」により、カルテもなく、医療関係者の証言も得ることが出来ないことからC型肝炎特措法の救済が受けられない原告の方々の何名かは、新薬によってC型肝炎ウイルスは消滅し、将来のC型肝炎の進行・増悪への不安はほぼ消えたと言えそうです。しかし、新薬の開発も、薬害C型肝炎によって死亡した人たちや肝硬変・肝がんになって今なお苦しんでいる人たちの救済の必要性を減じるものではありませんし、ウイルスが消えた人たちも肝臓の健康が「回復」するものではない以上、たとえ新薬が登場したとしても、引き続きこれらの患者らへの一定の救済の必要性があることについては、現在も変わっていません。

(三) 緊急のC型肝炎特措法改正の必要性

上記のようなC型肝炎を巡る情勢の大きな変化を踏まえて、弁護団としては、緊急にC型肝炎特措法の改正を訴えざるを得ませんでした。

ア　製薬会社の推計によっても薬害C型肝炎罹患者は一万人を下らないというのに、C型肝炎特措法の施行から一四年を経た今日までに同法の救済措置によって救済されたC型肝炎患者の数は、約二五〇〇名足らずです。如何に、C型肝炎特措法の救済期限を延長したところで、これ以上の救済は広がりようがありません。何故なら、カルテをはじめとする医療記録をこれ以上見つけ出すことは極めて困難ですし、証言の出来る可能性のある医療関係者も高齢化して死亡したり、記憶力が低下する年齢に達してきているからです。そして何より、薬害でC型肝炎に罹患した人たち自身が死亡したり、認知症になったり、その生命の炎が消えつつあるのです。

イ　このように、薬害C型肝炎問題自体が、患者の高齢化と死亡によって、問題自体が解決されないままに、被害者に犠牲を押しつけたまま消えつつあるのです。

(四) 救済拡大のためのC型肝炎特措法の改正

この様な中で、薬害でC型肝炎に罹患した可能性のある人たちが、その存命中に少しでも救済が及ぶように、弁護団としては、二〇一九（平成三一）年頃から、後掲の「要望書」のとおり「C型肝炎特措法の改正案」を作って国会議員への働きかけを始めています。残念ながら、新型コロナウイルスの蔓延によって国会議員との面談も制限され、またC型肝炎特措法の主務官庁ともいうべき厚生労働省が新型コロナウイルスへの対応で忙殺されているため、改正に向けての動きは進んでいないのが実情です。しかしながら、弁護団としては、国や製薬会社が最低でも一万人以上いるとする薬害C型肝炎患者の救済を予定して、給付金の予算を組んでいる趣旨をふまえ、薬害C型肝炎患者の疑いがある人たちに適切な救済を及ぼすべく、以下のようなC型肝炎特措法の「改正案」を提案しています。

▼5　C型肝炎法「改正案」の内容

(一)　C型肝炎特措法の改正案の「決め手」は、「推定」による「立証責任の転換」です。この「立証責任の転換」という枠組みは、現行のC型肝炎特措法の「主張・立証のあり方」として、カルテがないC型肝炎訴訟の主張・立証を巡る「総論」部分でも、「結果遡及型立証」「挙証責任の軽減」を主張しましたが、これを今度は「C型肝炎特措法の改正案として、条文自体を変えてしまおう」というわけです。一審判決で、私たち弁護団の主張した主張・立証の方法は裁判所の採用するところとはならず、国の主張を採用していますから、カルテも残っていない立証困難な薬害C型肝炎患者の皆さんを広く救済していくためには、以下のような法律改正をする以外、残された方法はないのです。

(二) その「決め手」である「推定」による「挙証責任の転換」は、以下のような条文にする必要があります。

ア　フィブリノゲン製剤は、どんな出血にも投与されるという性格の止血剤ではありませんが、①「大量出血があって出血性ショックに陥る」というような、フィブリノゲン製剤の投与の可能性が高い病態にあった原告については、②その治療を受けた病院にフィブリノゲン製剤が納入されていた実績がある以上、③「フィブリノゲン製剤が投与されたことを推定」されるべきです。そして、④国や製薬会社が「原告となったC型肝炎患者が、他の原因でC型肝炎に罹患したこと」を立証しない限り、フィブリノゲン製剤の「投与の事実」は認定され、給付金を受けられるようにするべきだと考え改正法案をまとめました。そして、産婦人科の出産の現場では、特に急激な大量出血が生じて生命の危機に至る場合が多く、フィブリノゲン製剤が多用されていたことから、大量出血の原因となる「類型」的な基礎疾病がある場合には、フィブリノゲン製剤の「投与の事実」が推定されるとして条文案を作成しました。

イ　カルテがないC型肝炎の患者さんたちは、C型肝炎に罹患したことに何ら落ち度はない一方、製薬会社と国はC型肝炎ウイルスの入った危険なフィブリノゲン製剤を医療現場に流通させて利益を追求し、その結果、C型肝炎の蔓延・罹患の危険を発生させました。そうである以上、原告が治療を受けた病院にその危険なフィブリノゲン製剤が納入されていて、その病院で原告がフィブリノゲン製剤の投与の可能性がある大量出血で治療を受けたことが立証されれば、とりあえず「危険創出者」である製薬会社と国で責任を持つべきだというわけです。立証困難な三〇年も四〇年も前の、具体的な「フイブリノゲン製剤の投与の事実」の立証を、被害者であるC型肝炎患者に負わせるのが適切なのか、それともC型肝炎罹患の「危険創出者」である製薬会社に負わせることが「公平」なのか、素朴に考えれば明らかかと言うべきでしょう。

ウ　ただし、この「推定」の結果、①実際には、フィブリノゲン製剤ではない輸血等でC型肝炎に罹患した者まで含まれる可能性があること、②新薬の開発とその使用でウイルスが消え、肝炎の悪化の進行が止まる可能性が高いという点を踏まえて、C型肝炎患者の救済のための給付金は、従来の数分の一にとどめることで対応したらどうかと考えました。この内、第六条は、肝硬変・肝がん又は死亡した方の四〇〇〇万円は変更しませんが、そこまで悪化していない方は、二〇〇〇万円や一二〇〇万円を一定割合で減額するというものです。

（三）これを条文化すると以下のようになります。

ア　現行のC型肝炎特措法第四条は、C型肝炎患者がフィブリノゲン製剤の投与によって肝硬変・肝がんに罹患し又は死亡したか、肝炎・保菌者となったことを確定判決又は和解・調停等の「確定判決と同一の効力を有するもので証明すること」を求めているのですが、この第四条の次に第四条の二として、以下の様な推定規定を設けました。

【第四条の二（出産時等の出血における「投与の事実」の推定）】

出産時等の出血を原因として、特定C型肝炎ウイルス感染者であることを主張する場合において、感染者が以下の事実を立証してC型肝炎ウィルスの感染に基づいて、慢性肝炎、肝硬変もしくは肝がんに罹患し、又は死亡したときには、特定フィブリノゲン製剤の「投与の事実」があったものと推定する。

但し、他原因が存在する場合はこの限りではない。

一　産婦人科の場合

(一)昭和三九年から平成六年の間に出産した女性であること

(二)出産した医療機関が特定フィブリノゲン製剤の納入実績のある病院（納入病院）であること

(三)母子手帳もしくはこれに準じる書面に、出産時出血量が五〇〇cc以上または「多量（もしくは大量）」であるとの記載があり、または出産時に相当量の輸血・輸液投与の記載があって同程度の多量出血が認められるもの

(四)(三)を欠く場合にも、常位胎盤早期剥離、羊水塞栓、癒着胎盤、前置・低置胎盤、子宮破裂、子宮内反、胎児死亡あるいは胎児仮死、弛緩出血、帝王切開・用手剥離等、多量出血の原因となる疾病が認められる症状の記載のあるもの

二　前項以外の場合

(一)昭和三九年から平成六年の間に五〇〇mℓ以上もしくは大量出血を伴う手術を受けた者であること

(二)手術した医療機関が特定フィブリノゲン製剤の納入実績のある病院（納入病院）であること

(三)手術に関する記録、当該医療機関の医療関係者もしくは本人や家族などの証言により、手術時に多量出血があり、もしくは多量出血などが予想されるため、特定フィブリノゲン製剤あるいはフ

ィブリン糊の使用が推認できる疾病・症状であったこと

イ　また、現行のC型肝炎特措法第六条は、一号で「慢性C型肝炎の進行の結果、肝硬変もしくは肝がんに罹患し、又は死亡した者には四〇〇〇万円」、二号で「慢性肝炎罹患者には二〇〇〇万円」、三号で「その他の未発症保菌者については一二〇〇万円」の給付金の支給を規定しています。しかし、「慢性肝炎を経由」して、その悪化により肝硬変もしくは肝がんに罹患し、又は死亡しないと一号の要件を充たさないため、①急性肝炎から劇症肝炎となって死亡した人や、②沈黙の臓器とも言われる肝臓を検査して突然肝硬変や肝がんが発覚した人は「慢性肝炎の進行」により肝硬変や肝がん、死亡に至ったという「因果関係」の要件を充たさないことになります。そこで、第六条一号を以下の「一号」に改めるとともに、「二号」「三号」については、新薬の発明によりC型肝炎ウイルスが消えてそれ以上の進行が止まることから、給付金の額を二分の一又は三分の一にするという条文にしました。

【第六条】

一、C型肝炎ウイルスの感染により、肝硬変もしくは肝がんに罹患し、又は死亡した者　四千万円。

四、第四条の二の「投与の事実」の推定規定に基づいて「投与の事実」の認定を受けた者のうち、前二号（肝炎発症者）、三号（未発症保菌者）の症状に応じて各号の二（または三）分の一とする。

(四) 産科での出産時の出血に関する改正案「第四条の二第一号」と異なり、他の診療科でのフィブリノゲン製剤投与の類型化に関する改正案「第四条の二第二号」は、産婦人科の場合の様な原因疾病の「類型化」がなく、極めてラフなものとなっています。他方で、C型肝炎特措法で補償対象とされた

「特定フィブリノゲン製剤」が使用されなくなった後も膵臓の手術の際には膵液が漏れると他臓器がただれることから、「特定フィブリノゲン」の使用が禁止された後も、他社製のベリプラストやティシールなどという、フィブリノゲンを原料とする「フィブリン糊」が使用されていることに鑑みると、従前の外科手術でも膵臓の手術には「特定フィブリノゲン製剤」から作られたフィブリン糊が使用されていたことは確実視されるような「類型」のものもあり、産科以外の出血にフィブリノゲン製剤の「投与の推定を及ぼすべき病態」については、これまでのC型肝炎特措法のもとで、和解が成立した約二五〇〇例を分析し、類型化することで、より正確な薬害C型肝炎の救済規定を作成するべきだと考えています。

(五) C型肝炎特措法は、二〇二三（令和五）年一月一五日をもって時限立法としての救済期限を迎えますが、救済期間を延長したのみでは薬害C型肝炎患者の救済はほとんど進みません。薬害C型肝炎の被害者が高齢化し、C型肝炎に苦しんだ末に人生を終わろうとしている今日において、せめてもの救いの手を差し伸べようとするならば、救済期間の延長とともに、上記のような「推定規定」を設けて救済範囲の適切な拡張を実現しなければならないことからこの提案をします。

▼6　国会議員の認識とC型肝炎特措法の改正を取り巻く状況

(一) 実は、私たち「カルテがない」C型肝炎訴訟の原告団と弁護団は、訴訟提起直後から、国会議員の方々にC型肝炎特措法の改正を求めて要請活動をしてきました。C型肝炎特措法の改正を求め、国会議員へ陳情をする中で分かったことは、C型肝炎特措法制定の時点から、その立法に関わった衆議院・参議院の各厚生労働部会・議連の国会議員の方々は、カルテが残っている患者は極めて限定的で、救済が一部の患者に限られることを認識しており、「多くの患者が積み残され」、今後、その救済が問題とならざるを得ないことを認識していたということでした。

(二) 薬害C型肝炎の訴訟で、C型肝炎患者の救済を切り拓いた医療弁護団は「まずは救済可能な部分から救済する」として、裁判所による「投与の事実」と「因果関係」の立証を要件とするC型肝炎特措法を成立させ、第一次弁護団として新たな弁護士も投入しながら、C型肝炎患者から事情を聞き、この時既にカルテや医療関係者の証言を得られる患者の救済に着手していました。しかし、その反面では、C型肝炎特措法という名の法律が成立したことにより、C型肝炎患者の救済は全て同法律の成立によって解決したかの如き幻想を、事情を知らない国民や多くの国会議員が抱いてしまい、C型肝炎問題は「解決済み」との誤解を世間に与え、その関心を失わせる結果を招いてしまいました。しかも、第一次弁護団が当面の救済対象とした「カルテや医療関係者の証言が得られるC型肝炎患者」は、「カルテが残っている」か「医療関係者の証言が得られる」という方に限定されているので、薬害C型肝炎患者の中でも、特定フィブリノゲン製剤の製造販売が禁止される直前期である昭和の終盤から平成の初頭の時期にフィブリノゲン製剤の投与を受けてきた比較的「若年」の「症状の軽い」人たちが多いのが実情でした。

(三) 当弁護団が担当した「カルテがない」C型肝炎訴訟の原告の方々は、フィブリノゲン製剤の使用が開始され、また最も多用された昭和四〇年から昭和五〇年代にフィブリノゲン製剤の使用によってC型肝炎に罹患し、長期に亘って、その治療費の捻出のために家族まで巻き込んで肝炎治療に苦しんできた症状の進んだ患者の方々です。私たち「カルテがない」C型肝炎訴訟弁護団は、C型肝炎特措法の立法に携わった国会議員の方々の「C型肝炎特措法には『積み残し』があり、救済しなければならないC型肝炎患者がそこにいる」ことへの記憶を喚起し、これを広くアピールすることにより、法律改正への展望を切り拓きたいと考えています。

▼7　最後に

当弁護団が担当してきた「カルテがないC型肝炎訴訟」は、C型肝炎特措法の救済範囲の狭すぎる「壁」を打ち破ったとは残念ながら言えません。第一審判決では、「一律救済」が阻まれる現行法の枠内で、提訴した原告の一割程度の人たちの救済が実現したに過ぎません。しかし、「（C型肝炎特措法の）積み残しやむなし」とされた「カルテがない」C型肝炎患者の救済の問題に光を当て、C型肝炎特措法の問題点を明らかにし、救済のための方向性を示したという点は、本件訴訟の大きな成果です。

「カルテがない」C型肝炎患者を組織して、救済運動を訴訟提起にまで持ち上げた佐藤静子さんを始めとする救済運動の中心を担った方々の努力とこれを支えて頂いた方々に、心からの敬意を表します。

終わりに

弁護士　萱野　一樹（東京）

本文でも触れましたが、カルテがないC型肝炎訴訟は、二〇一〇年（平成二二年）一一月の東京地裁の第一陣の提訴を皮切りに、札幌、大阪、静岡、名古屋、広島、熊本、鹿児島の全国八カ所の地裁に相次いで提訴され、全国の原告の総数は七六六名に達しました。

そのうち被告国がフィブリノゲン製剤の投与の事実を認めて和解に応じて、C型肝炎特別措置法によって救済されたのは八〇人でわずか一〇・四％に過ぎませんでした。特別措置法の前文に謳われた一律救済という理念からはほど遠い数字というほかありません。全国各地で奮闘したカルテがないC型肝炎訴訟弁護団の努力が、そして本書が特別措置法の改正の契機になることを切に願ってやみません。

フィブノゲン製剤を使用されたためにC型肝炎にかかった原告のその後の数十年の人生は言葉では言い表せない苦難と苦労の連続だったと思います。多額の治療費の負担を余儀なくされ、インターフェロンの重い副作用に苦しむ毎日。C型肝炎というだけで白い眼でみられ差別されて職場を解雇されたり、家族からも疎んじられたりすることも。

フィブリノゲン製剤が使用されたことを証明する一番重要な証拠であるカルテがないという理由でどこの法律事務所でも断られて絶望感に苛まれたこともあったと思います。

それでもあきらめずに最後までたたかって救済をかちとった原告、残念ながら敗訴した原告、新たな証拠を求めていったん訴訟を取り下げて再起をめざした原告。私たち弁護士は、原告一人一人の顔を思い浮かべながらその苦闘と努力に敬意を表するとともに、その苦闘と努力が報われる日が来ることを心から祈ります。

[執筆者紹介（東京弁護団）]

山口 広（東京弁護団弁護団長）
只野 靖
東京共同法律事務所
東京都新宿区新宿１丁目15番９号　さわだビル５階
電話 03-3341-3133　FAX 03-3355-0445

加藤 晋介（東京弁護団主任弁護士）
辰巳法律事務所
東京都新宿区新宿２丁目１番５号　パークサイドスクエアー10階
電話 03-3356-2931

清水 建夫（東京弁護団事務局長）
清水新垣法律事務所
東京都港区西新橋３丁目４番２号　ＳＳビル３階

萱野 一樹
東京神谷町綜合法律事務所
東京都港区虎ノ門５丁目１番５号　メトロシティ神谷町５階
電話 03-3433-7722

高橋 宣人、奈良 泰明、土田 元哉
優理綜合法律事務所
東京都港区虎ノ門１丁目16番17号　虎の門センタービルディング６階
電話 03-6206-1074　FAX03-6206-1075

早田 賢史（東京弁護団事務局次長）
駿河台通り法律事務所
東京都千代田区神田小川町２丁目14番　ＫＴ小川町ビル２階
電話 03-3518-9280

[編著者略歴]

カルテがないC型肝炎 東京弁護団

病院のカルテがない患者は救済が受けられないのはおかしい。C型肝炎特措法の一律救済の理念からすれば、本人や家族の証言も含めた様々な事情を考慮して救済されるべきではないか。患者らからのそんな相談を受け、山口広や加藤晋介を中心に発足した弁護団は2010年11月29日に東京地裁に第1次訴訟を提訴した（原告数103名）。その後、全国の弁護士にも呼び掛け、全国の原告総数は766名にのぼった。

東京弁護団では約12年に及ぶ訴訟活動の中で33名の和解救済（静岡地裁1名含む）を得ることができたが、立証の困難性から取下げざるを得ない原告も多く、2022年7月19日56名の原告に対して請求棄却。一部の原告は現在控訴中。

カルテがないC型肝炎患者《しーがたかんえんかんじゃ》の闘《たたか》い

――薬害C型肝炎訴訟の記録

2022年11月19日　初版第1刷発行　　定価2,500円＋税

編著者　カルテがないC型肝炎東京弁護団 ©

発行者　高須次郎

発行所　緑風出版

〒113-0033　東京都文京区本郷2-17-5　ツイン壱岐坂

［電話］03-3812-9420　［FAX］03-3812-7262［郵便振替］00100-9-30776

［E-mail］info@ryokufu.com［URL］http://www.ryokufu.com/

装　幀　斎藤あかね

制　作　アイメディア　　印　刷　中央精版印刷・巣鴨美術印刷

製　本　中央精版印刷　　用　紙　中央精版印刷　　E2500

Printed in Japan　　ISBN978-4-8461-2217-1　C0036

医療現場は今

小笠原信之著

四六判並製　二八〇頁　1900円

超高齢化社会入りを目前に、日本の医療が大きく揺れている。医療費削減や高齢社会へのシフト転換が背景にある。本書は、そんな医療周辺の問題に昂然と踏み込み、丁寧な取材を通してそれぞれの問題点を鋭くあぶりだす。

薬害エイズ事件の真相

長山淳哉著

四六判並製　二六八頁　2200円

血友病の治療用血液製剤でエイズウイルスが一五〇〇人ほどに感染し、約六〇〇人が死亡した。裁判では、この薬害エイズ事件の責任者であった安部帝京大医学部長は無罪となった。本当に責任はなかったのか、真相に迫る。

サリドマイド事件全史

川俣修壽著

A5判上製　五四四頁　8400円

本書は、被害者原告の支援者として四〇年間事件を追い続けた著者が、原資料を綿密に調べ、当事者に取材し、事件の全貌、また和解交渉の内幕を始めて明らかにする。その後の薬害事件に多大な影響を及ぼした事件の全史。

カネミ油症　過去・現在・未来

カネミ油症被害者支援センター編著

A5判並製　一七六頁　2000円

水俣病研究の原田正純、疫学者津田敏秀、人権派弁護士安田行雄らがカネミ油症事件を専門的立場から分析。いかに被害者の人権が踏みにじられ、理不尽な状態に置かれているかを明らかにし、国の早急な救済を求めている。

生命特許は許されるか

天笠啓祐編著

四六判上製　一九八頁　1800円

多国籍企業の間で特許争奪戦がくりひろげられている。バイオテクノロジーの分野では、生命や遺伝子までが特許の対象となり、私物化されるという異常な状態になっている。本書は、具体例をあげながら、企業の支配・弊害を指摘。

新型コロナのエアロゾル感染 上巻・下巻

長崎大学バイオハザード予防研究会著

四六判並製 一九六、二八〇頁 上、1700円 下、1900円

新型コロナが世界中で猛威を振るっている。上巻では、主な感染がエアロゾル感染であることをいち早く指摘、下巻ではPCR検査や換気の重要性等の対策を提言すると共に法的な問題点や経済、人権などの喫緊の課題をとりあげた。

新型コロナワクチン
その実像と問題点

天笠啓祐著

四六判並製 一九二頁 1700円

原発に続き惨事をもたらしかねないのがバイオテクノロジーである。今回の新型遺伝子ワクチンも人工合成したDNAを用いており、遺伝子治療そのままである。危うい新型コロナワクチンの実像と問題点を明らかにしている。

生殖医療の何が問題か

伊藤晴夫著

四六判並製 二一〇頁 1700円

生命科学・生殖医療の進展はまざましい。だが、はたして「いのち」の操作はどこまで許されるのか。本書は、日本不妊学会の理事長を務めた著者が生殖医療の現状と問題点をわかりやすく解説しつつ、その限界を問う。

前立腺がん予防法〔改訂新版〕
［正しい食事とライフスタイル］

伊藤晴夫著

A5判並製 一二八頁 1600円

男性に特有な悪性腫瘍、前立腺ガンが急増している。自覚症状の現れにくいこのがんは、生活習慣を見直し、食事療法をすれば予防可能です。本書は、がんの進行を抑え、免疫系を強化するなどの具体的対策をやさしく解説する。

メンタルヘルスの労働相談

メンタルヘルス・ケア研究会著

四六判並製 二四四頁 1800円

サービス残業等の長時間労働、成果主義賃金により、職場いじめ、うつ、自殺者などが急増している。本書は、相談者に寄り添い、相談の仕方、会社との交渉、職場復帰、アフターケアなどを具体的に解説。相談マニュアルの決定版。